APERÇU

SUR

LA STATISTIQUE

ET SUR

LA TOPOGRAPHIE MÉDICALES

DU DÉPARTEMENT DE LA MAYENNE,

Avec quelques notions d'hygiène publique et spéciale aux professions les plus nombreuses et les plus insalubres,

PAR M. LEMERCIER.

Docteur en médecine, médecin des hôpitaux et prisons de la ville de Mayenne, médecin des épidémies, membre du jury médical, de l'académie royale de médecine de France, etc., etc.

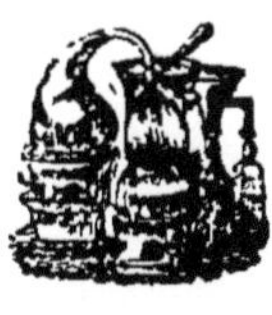

LAVAL,

J. Feillé-Grandpré, Imprimeur de la Préfecture.

Cette Statistique a été composée à l'occasion de la 7me session du congrès scientifique de France, qui eut lieu le 12 septembre 1839 au Mans. Une des questions du programme demandait la Statistique du département de la Sarthe ; cette question, restée sans réponse, fut répondue par la Statistique et la Topographie médicales de la Mayenne, lues à la section de médecine, qui en proposa au congrès, en séance générale, l'impression dans ses mémoires, proposition qui fut accueillie à l'unanimité.

La section de médecine ayant désigné l'auteur pour faire partie des récompenses médicales décernées par le congrès, et la commission l'ayant choisi pour la présider, en acceptant cette honorable mission, M. Lemercier s'abstint d'y faire valoir ses droits ; mais la section de médecine, en finissant ses travaux, avant de se séparer, lui vota, par acclamations, une mention honorable, en dehors de tout concours, tant pour sa Statistique que pour ses divers travaux et publications médicales. (*Voir le Compte rendu des séances du congrès et le Journal de la ville de Mayenne du 26 octobre* 1839.)

APERÇU

SUR LA STATISTIQUE

ET

SUR LA TOPOGRAPHIE MÉDICALES

DU DÉPARTEMENT DE LA MAYENNE,

Avec quelques notions d'hygiène publique et spéciale aux professions les plus nombreuses et les plus insalubres,

PAR M. LEMERCIER.

Le département de la Mayenne tire son nom de la rivière qui le traverse du nord au sud et le partage en deux portions à peu près égales en superficie. Sa forme est celle d'un carré long presque régulier ; les longs côtés de ce parallélogramme ont 86 kilomètres et feraient, avec le méridien, des angles d'environ 11 degrés en s'inclinant vers l'est : les petits côtés, courant dans une direction presque parallèle à l'équateur, présenteraient 70 kilomètres de long. Son étendue superficielle est de 5,188 kilomètres carrés : sa population de 368,701 habitans.

Il est limité au nord par les départemens de la

Manche et de l'Orne ; à l'ouest par celui de l'Ille et Vilaine ; au sud-ouest par le département de la Loire-Inférieure ; à l'est par celui de la Sarthe et par une partie de celui de l'Orne, et, enfin, au sud par le département de Maine et Loire.

Les cinq sixièmes du département sont susceptibles d'être labourés, mais les terres ne sont ensemencées qu'à des époques éloignées ; de sorte qu'après avoir rapporté une année du sarrasin et une ou deux autres du froment, du seigle, de l'avoine, de l'orge, elles restent trois, quatre et cinq ans en jachères. La vigne est cultivée dans une petite partie sud du département ; le vin qui s'y récolte est de qualité presque médiocre.

Il existe plusieurs bois et forêts dans ce département. Leur étendue peut s'élever de 15 à 16,000 hectares. En outre beaucoup de portions de terres incultes pourraient être ensemencées. Toutes les haies sont plantées ça et là de chênes, de châtaigniers, noyers, hêtres, ormeaux, platanes, frênes, peupliers de différentes contrées, de pins, sapins, mélèzes, bouleaux, saules, aunes, tilleuls, noisetiers, charmes, houx, épines et quelques autres arbres, arbustes et sous-arbrisseaux. Dans les pièces de terre, près des habitations, s'élèvent des pommiers et poiriers ; dont les fruits servent à faire du cidre, du poiré, la boisson commune du pays ; dans les vergers, des arbres de fruits à couteau et à noyau. Tous ces arbres, dans la partie nord du département, sont petits, peu productifs ; leurs fruits sont loin d'être aussi beaux et d'aussi bonne qualité que dans les autres endroits du département où les espèces s'améliorent de jour en jour. Dans toute la contrée nord la végétation est bien moins vive, le sol plus ingrat, les habitudes plus tenaces. Néanmoins, depuis qu'un plus grand nombre de cultivateurs mêlent de la chaux aux engrais, elle semble prendre plus d'activité et les colons commençent à avoir plus d'aisance. Le grand secret de l'agronomie, qui se réduit à donner aux plantes une terre convenablement préparée, à entretenir dans cette terre d'appui les alimens nécessaires à sa fécondité, paraît presque ignoré de la multitude des petits fermiers; cependant la direction imprimée depuis quelque temps à l'agriculture par quelques tenanciers éclairés d'opérer de grands mélanges et maniemens de terre promet d'heureux résultats et peu de fonds infertiles.

Les fromens, les seigles, les méteils, le sarrasin, l'orge et l'avoine sont les céréales les plus cultivées et les plus généralement productives. La pomme de terre remplit les closeaux et portions de landes des malheureux. Les laboureurs commencent à faire en plein champ ce turbercule si précieux pour l'économie animale. La culture en grand des navets, des carottes, des betteraves, des choux, des citrouilles pour les bestiaux y est encore peu en usage; celle des trèfles, des luzernes et autres coupages n'est point assez répandue, quoique tous les agronomes reconnaissent les avantages d'élever beaucoup de bétail; la routine si aveugle et si vivace en entrave la propagation. Les légumineuses sont trop négligées. Les pois, les fèves, les lentilles, les haricots donnent de bonne fécule ; leurs feuilles engraissent les bestiaux ; leurs fruits sont la nourriture de l'homme et d'un grand nombre d'animaux ; on en obtient de la farine qui, mêlée à celle du froment, peut faire d'assez bon pain. La culture en grand des légumes serait donc profitable aux agriculteurs.

Les plantes potagères, excepté près des villes où elles sont un objet de spéculation, ne sont cultivées que pour les besoins de chaque ménage. L'horticulture, à l'imitation de départemens voisins, devrait être encouragée, les pépiniéristes et fleuristes favorisés ; Pomone et Flore gémissent de cet oubli.

L'inégalité du sol, en multipliant les expositions, fait que les plantes médicinales y sont nombreuses. Les jachères, les bruyères, les portions de terres incultes contiennent des chiendens en abondance ; certaines parties sont presque couvertes de pissenlits, de molènes, de digitales, de parelles, de centaurées, de camomilles, de lierre terrestre, d'oseille, de germandrées, de genêts à balais, d'ajoncs ; sur les coteaux, les haies et dans les fossés on rencontre des euphorbes, des mille-pertuis, des véroniques, des verveines, des épurges, des tytimales, des campanules, des violettes, des capillaires communs, des orties, des ronces, des épines, des chardons-marie, des convolvulus, de la bardane, l'églantier ; le houx ordinaire dont les feuilles desséchées sont un précieux fébrifuge à la portée des gens de campague, l'absinthe, l'aigremoine, l'armoise, le chèvre-feuille des buissons qui enlace de ses nœuds tout ce qui lui sert d'appui. Dans quelques contrées croissent la jusquiame noire, la rue, l'ellébore noir, qui ne guérit plus la folie, la morelle, la douce-amère, la gratiole, la belladone commune, le datura épineux, le cerfeuil sauvage, l'œnante-safranée, la petite ciguë, l'aconit pourpre, végétaux toxiques à dangereuses méprises. Sur les décombres, dans les vieux murs, aux pans des masures végètent des joubarbes, des chélidoines, des scolopandres, la pariétaire, la cynoglose ou langue de chien, la ciguë tachetée, le lierre grimpant dont les fraîches et vertes feuilles servent journellement à panser les cautères et les petits vésicatoires, les rondes feuilles de l'hirondelle (umbilicus pendulinus) employées à l'extérieur. Des mnies couvrent la nudité des pierres et cachent l'aridité des rochers; les rocs, mamelonnés, anguleux ou amorphes, de gneiss ou de granit, etc., sont recouverts de ces mousses, ou de lichens; ces derniers amphigames imitent assez bien les feuilles de phanérogames; les lichens et mousses pourris produisent à la longue, sur quelques fragmens de cailloux, des couches de terre végétale, où naissent des plantes d'un ordre supérieur et parfois des arbres qui s'élèvent à plusieurs mètres de hauteur au-dessus des récifs ou de la crête des rochers isolés. Ces toisons qui couvrent les volumineuses masses minérales du pays, et qui paraissent, au premier aspect, sans utilité pour l'espèce humaine, rendent cependant d'importans services aux misérables, en leur fournissant un combustible qui sert à leurs besoins et remplace pour eux le bois et le charbon, et fournit à l'art tinctorial un ingrédient de plus peu coûteux ; la fécule contenue dans ces lichens pourrait servir à nourrir le bétail et à engraisser les porcs.

Le circoit des bois, forêts et taillis présente la mytrille utile par ses baies ou morets, du muguet, du serpolet, du thym, la sanicle, le ciste, le houx-fragon, l'oxalide, l'œillet, la reine des bois, l'hypine, le genièvre, le fraisier et ses fruits exquis et parfumés, des hépatiques, de belles touffes de bryes percées de polytric et dominées d'étamines filiformes qui se marient ensemble et forment les beaux gazons d'olympe, de magnifiques pelouses diaprées, de superbes verdures qui donnent à ces parties solitaires un air de jeunesse et de fraîcheur qui charment la vue, parent de leur verte émeraude la campagne dépouillée d'ornemens, veuve de ses attraits, et célèbrent leurs noces secrètes et les charmans mystères des urnes et des amphores renfermant leur postérité. Ces hypnes, de procréation ignorée, enveloppent d'un manteau protecteur, avec le lierre éclatant de vigueur, plus ami que parasite de la tige qu'il serre de ses mains, les pieds d'arbres vieux et décrépits ; à tête charnue, à branches desséchées, à cime morte, et les préservent des brusques intempéries de l'air.

Ces fourrures végétales servent encore à garnir les berceaux de l'enfance, les matelas du pauvre, à reposer doucement l'artisan de ses fatigues ; à préserver le malheureux des froids rigoureux ; à soustraire les fruits à l'humidité et à l'altération de la gelée ; à calfater la barque du nautonier nomade, et à emballer et conduire au loin les objets fragiles.

De petits arbustes parasites naissent spontanément sur de grands arbres; le gui commun, le gui de chêne, sujet d'adoration des Druides, du respect presque religieux des Gaules, que l'antiquité superstitieuse considérait comme redoutable aux hommes et aux dieux. symbole de l'immortalité, regardé autrefois comme guérissant le mal caduc, est maintenant dépossédé de toute croyance fabuleuse, déchu de toute crainte mensongère, dépouillé de toute vertu médicale. L'analyse de ces baies perlées donne de la cire, de la glu et de la gomme; une matière visqueuse, insoluble, de la chrorophille, des sels à base de potasse, de chaux et de magnésie, de l'oxide de fer. D'après ces principes constituans, elles pourraient être employées avec avantage dans la chlorose et les anémies.

Les champs de céréales sont infectés par le blé à vaches ; la folle-avoine, le liseron, le bluet, la cuscutte, les patiences, les coquelicots, les pieds d'alouettes ; les nigelles, les raphenelles ; l'ivraie enivrante, toutes plantes nuisibles à l'alimentation et aux récoltes; lorsqu'elles ne sont pas sarclées de bonne heure avant la floraison, elles usurpent une place au milieu des graminées qui ne leur est pas due, nuisent au développement des épis, sont cause qu'ils donnent peu et des grains grêles, avortés et sans partie nutritive. Le sclerote, plus connu sous le nom d'ergot fungacé, qui se trouve en abondance sur le seigle en place de blé, qui étouffe le grain et se développe à sa place dans les années pluvieuses, qui, par insouciance ou ignorance, reste mêlé à la farine, occasionne quelquefois la mort, des convulsions violentes, fréquemment des avortemens et plus souvent encore des épidémies gangreneuses, spontanées, toujours graves, suivies de la perte d'une partie des membres, ou de la chute des doigts : donné avec discernement dans les accouchemens lents il en accélère l'issue, sans danger pour la mère et l'enfant.

Des espèces nombreuses de la même famille (fungacé), les champignons, véritables protées de la botanique, d'existence éphémère, y croissent parfois en quelques heures et meurent en aussi peu de temps. Ils prennent tantôt la forme d'un chapeau, d'une coupe, d'une mitre, la consistance charnue et des couleurs brillantes, naissent avec une espèce de coiffe qui se déchire à l'air ; d'autres fois se sont des masses informes, sans figure déterminée et d'un tissu analogue à celui du liège ; quelques-uns n'offrent qu'une matière homogène, noire, presque liquide, ou bien une certaine quantité de filamens, plus ou moins longs, sans solidité aucune.

La fructification de ces amphigames consiste en une poussière très-fine, composée de spores microscopiques, quelquefois placés à la surface du champignon, d'autres fois renfermés dans des capsules particulières et dans la substance même de ce végétal, qui ne devient jamais vert, dans quelque circonstance qu'il se trouve ; il naît de préférence dans les lieux bas, humides et surtout à l'ombre ; il abonde dans les plans, parfois sur les troncs d'arbres abattus, autour de l'écorce pourrie, sur les matières végétales et animales en putréfaction. L'automne et l'hiver, deux saisons ordinairement pluvieuses, sont favorables à sa multiplication et le font pulluler de tous côtés dans nos contrées. Les espèces comestibles sont recherchées par certaines personnes ; mais il faut être très-circonspect dans leur choix et tres-réservé dans leur usage : de deux espèces, à peine différentes en apparence, il arrive souvent que l'une est un mets agréable et l'autre un violent poison. Il n'existe point de caractère distinctif, point de moyen certain d'éviter l'erreur ou d'échapper à une méprise ; il n'y a que la grande habitude qui puisse apprendre à faire cette distinction. On peut cependant, en général, regarder comme dangereux 1° tous ceux qui changent de couleur quand on les coupe ; 2° ceux qui contiennent un suc laiteux ; 3° ceux qui en vieillissant fondent en eau ; 4° ceux qui ont une consistance coriace ou une saveur âcre et stipetique, et, pour peu qu'il y ait du doute sur leur qualité, il est prudent de les rejeter. Les morilles ne peuvent être confondues avec aucune espèce vénéneuse ; toutes sont bonnes à manger ; la morille comestible, la plus estimée de toute, croît abondamment dans quelques cantons, dans les champs, aux pieds des ormes, des hêtres, entre et près la racine de ces arbres.

Les bolets forment dans le pays un genre nombreux ; c'est à ce groupe que se rapportent les plus grosses espèces, le bolet comestible et le cep noir, dont la chair est blanche et excellente à manger, en font partie.

Les agarics, qui ne diffèrent des bolets qu'en ce que leur chapeau est de feuillets rayonnés au lieu de tubes, composent un genre excessivement nombreux qui comprend un assemblage d'espèces croissant toutes à terre, à l'exception de quelques-unes qui viennent sur le bois mort. Parmi les espèces délicieuses qui en diffèrent très-peu, l'agaric excellent, dont le goût est aussi délicat que l'odeur est suave, est analogue à l'agaric meurtrier pour la forme et non pour les propriétés. L'oronge, si estimée des friands, a de la ressemblance avec la fausse oronge qui est fort dangereuse. L'agaric comestible, le champignon de couche, est le seul constamment sans danger et un des plus agréables au goût, après la truffe, dont le parfum n'a jamais décelé la présence au sein de nos terres. Quoique les champignons se rencontrent fréquemment dans les trois arrondissemens, heureusement peu de personnes en font usage et très-peu en sont victimes, surtout lorsque, dès les premières incommodités, elles ont vite recours à l'émétique, à l'eau salée et aux boissons acidulées avant l'expulsion, ou à la décoction et aux lavemens de tabac, si l'estomac éprouve de l'inertie et ne rejette pas promptement ce fungacé meurtrier.

Les plantes aquatiques qui vivent entièrement

plongées dans les eaux douces, comme les conferves, algues de couleur verte, de consistance herbacée, qui flottent au sein des eaux, présentent un effet curieux dont on peut facilement être témoin quand on est près d'une mare calme. Si l'air est sec et serein, elles restent au fond de l'eau; mais, si le temps tourne à la pluie, on les voit s'élever à sa surface et y demeurer jusqu'à ce que le mauvais temps cesse : ce phénomène peut être regardé comme un indice des variations atmosphériques aussi sûr pour le moins que les meilleurs baromètres, et servir les prévisions des agronomes : les hydrophites nageant à la surface sont les stratiotes : celles fixées dans le sol par les racines avec le feuillage dans l'eau sont plusieurs potamogetons, soit enracinés dans le sol, ou venant nager sur l'eau, ou s'élevant au-dessus: Quelques-unes de la famille des naïades, moins timides que les autres, sortent de l'eau, s'élèvent en l'air, servent de nourriture aux animaux aquatiques et leur offrent aussi un abri contre les ardeurs du soleil. Dans les larges étangs, au sein des eaux tranquilles, sur le cours des rivières, aux bords des ruisseaux, on aperçoit les longues tiges des jonçacées, les pompons dorés de plusieurs typhas, brisés ou pliés par les ouragans, mollement inclinés par le doux souffle des zéphirs, ou courbés avec grâce au gré d'Eole au milieu de leur humide demeure, se penchant nonchalamment dans la direction de l'onde agitée, et les larges feuilles et belles fleurs des nympheas *alba et lutea*, dont les propriétés réfrigérantes sont aussi contestables que celles anti-aphrodisiaques ; et l'alisma-plantago, sans vertu pour prévenir ou combattre l'hydrophobie. A quelques pieds de profondeur on trouve beaucoup de macres, *tropa natans*, toujours abandonnées à la macération. Sur les bords des ruisseaux qui s'en échappent ou sur ceux qui viennent si rendre, des iris, des glaïeuls, du cresson d'eau, du houblon grimpant, loup de terre qui étouffe de sa tige sarmenteuse les arbres du voisinage et qui a usurpé la prétendue efficacité de guérir les humeurs froides. La flouve odorante, dont les émanations sont sans danger à l'époque de la floraison, quoique qu'on ait dit le contraire. Dans les lieux humides, inondés pendant l'hiver et plus ou moins desséchés en été, croissent le narcisse des prés, l'arum, le phillandre ou ciguë aquatique, la renoncule des prés, la renoncule scélérate et plusieurs autres végétaux doués de qualités malfaisantes ou de propriétés caustiques ; presque toutes les plantes vénéneuses ont un aspect sinistre qui décèle en elles des attributs nuisibles ; leur extérieur révèle leur nature ; on dirait qu'un principe intelligent a voulu garantir de leur action dangereuse en leur donnant des caractères qui fatiguent les yeux et révoltent l'odorat ; elles naissent et croissent avec une grande énergie autour du fonds inondé et en divers points de son étendue ; elles se dessèchent et meurent ordinairement, après la saison des pluies, sur leur lieu natal, sans que l'homme et les animaux aient aucune influence sur leur durée : leurs restes épars, et surtout leurs nombreuses familles putréfiées avec les lentilles d'eau à pétiole délié et à racines longues et flottantes, couvrent d'un tapis de verdure la surface boueuse de l'eau stagnante; ces hydrophites, en accumulant leurs débris au fond, exhaussent le sol aqueux et change la chevelure des eaux dormantes en un terroir solide, où naissent la primevère et la salicaire aquatique, le ménianthe auquel on suppose la double prérogative de combattre en même temps la goutte et le scorbut; la scrophulaire considérée faussement comme guérissant la scrophule; l'eupatoire, le fluteau, la croisette et les feuilles en triple dard et la corolle agréable de la sagittaire; la valériane qui n'arrête point les attaques d'épilepsie : ces simples, de vertus médicales différentes, de couleurs variées, forment aux bords des ruisseaux, autour des bassins, auprès des eaux croupissantes, des bouquets élégans, des décorations charmantes, des diaprures qui donnent de la gaîté et de la vie à ces lieux sans elles tristes et malsains.

Les saules, les peupliers, les aunes, les bouleaux et les frênes, principaux arbres qui peuplent les marais dans notre région, en pompent l'humidité, en absorbent les gaz non respirables et y versent en abondance l'air vivifiant, objet de l'hygiène. Les touffes de mauvaises herbes sont changées en pâturages excellens, en prairies fertiles et en terrain salubre et précieux. En effet, on trouve près des eaux stagnantes les meilleurs herbages, et ce n'est pas sans raison que Virgile dit dans ses georgiques :

« Cependant, pour nourrir tes élèves naissans,
« Au feuillage du saule, au vert gazon des champs,
« A l'herbe des marais joins la moisson nouvelle.

Le département ne possède point d'espèce d'animaux qui lui soit particulière ; parmi ceux qui lui sont d'une utilité plus générale, sous le rapport de l'agriculture, du commerce ou des usages domestiques, le bœuf, la vache employée à la reproduction, étant ordinairement petite, et les taureaux trop jeunes, ne donnent que de petites espèces; le cheval, le mulet, l'âne, le mouton, le cochon, la chèvre, la poule, le canard, l'oie, le dindon, la pintade, le paon domestique, le faisan commun, le faisan d'argent, le faisan doré, les pigeons, le chat et le chien y sont nombreux. Le gibier est abondant et excellent dans tout le pays; les perdrix rouges et grises, les cailles communes, les alouettes des champs, les râles de genêt du Bas-Maine, les lièvres et lapins de Guy-l'Aintain sont vantés par les gastronomes et recherchés par les restaurateurs les plus famés de la capitale.

Le chevreuil, le sanglier, le lièvre, le lapin, la bécasse, la bécassine, les nombreux passereaux et sous-genres de tenuirostres ou becs fins, se rencontrent en assez grande abondance dans les champs, les bois et les forêts. Les animaux carnivores et carnassiers qui se voient dans le pays sont le loup, le renard, le chien, le chat, le putois, la fouine, le hérisson, la taupe, le blaireau, la chauve-souris et la marte. Les rongeurs acléidiens les plus communs et coureurs sont le lièvre, le lapin de garenne, le lapin de basse-cour, les rongeurs claviculés, l'écureuil, les campagnols, les rats des maisons, des moissons, des champs, des voiries, d'eau et les souris. Parmi les pachidermes propres, seulement le sanglier, le cochon ordinaire et le pécari à collier, à ventre tombant, à pieds courts et sans queue, qui s'apprivoise aisément.

En fait de mammifères ruminans, bisulques et de famille à cornes, on connaît le bœuf, la chèvre, le mouton ; dans les bois, le cerf et le chevreuil. Les mammifères solipèdes sont au nombre de deux espèces, l'âne et le cheval.

On y compte 39 espèces d'oiseaux fixes, 10 de voyageurs : les uns, comme les bécasses, nous arrivent vers les temps de pluies et au commencement des froids ; d'autres, comme les oies, les canards, les cygnes, sont les palmipèdes qui se montrent à l'époque la plus rigoureuse de l'hiver. Il en est qui sont mis en fuite par cette saison et ne paraissent dans notre climat qu'avec le printemps, et ce n'est que pendant les chaleurs que nous voyons voltiger en circuit les hirondelles, les martinets et les engoulevents communs, nyctériens.

Les rapaces y sont nombreux ; les principaux diurnes sont l'épervier, la bondrée, le busard, la harpie, les pies-grièches, l'écorcheur. Les ravisseurs nocturnes sont les chouettes-éperviers, les chouettes, l'effraie, le chat-huant et les hiboux : tous ces oiseaux de proie ont des ongles forts et tranchans, un bec robuste et crochu, une vue subtile très-longue, un vol rapide : ces animaux voraces et sanguinaires commettent des déprédations considérables dans le gibier et dans les basses-cours ; ces oiseaux ignobles seraient de véritables calamités si, par compensation, ils n'engloutissaient nos charognes dans leur estomac ; s'ils ne purgeaient nos campagnes d'une infinité d'insectes et de petits rongeurs qui les ravagent par milliers.

Les lézards, les couleuvres, les salamandres aquatiques, les crapauds et les grenouilles sont les reptiles sauriens, ophidiens et batraciens qui se voient communément dans le département. On ne connaît que trois espèces d'amphibiens ou batraciens reptiles nus : ce groupe étant entièrement artificiel, je n'en parlerai pas.

Les espèces de poissons les plus communes sont le brochet, la carpe, la tanche, la perche, l'anguille, le gardon, le gougeon, la truite, le barbeau et les ables ou poissons blancs, à belles écailles argentées, cypriens qu'on trouve par milliers dans nos rivières, espèces peu recherchées à cause de leur petitesse. Les écrévisses sont nombreuses dans nos ruisseaux pierreux ; ce crustacé d'eau douce y est de très-bonne qualite et fort estimé. En fait de coquillage, on ne trouve que des moules communes qui ne sont mangées par personne et qu'on abandonne à la macération.

Les sangsues officinales et les sangsues noires se rencontrent fréquemment dans nos ruisseaux, mares et étangs : ces vers aquatiques, ces apodes, sont souvent employés par les gens des villages pour des saignées locales ; ces endobranches pourraient faire l'objet de spéculations avantageuses de la part de ceux qui s'occupent d'ichthyologie.

L'entomologie offre une assez grande variété d'espèces, mais qui ne présentent rien de fort curieux ni de bien extraordinaire ; seulement les cantharides vésicantes s'y récoltent en quantité sur les frênes, le sureau, le lilas, et le commerce de ces insectes coléoptères et celui du miel, produit des abeilles, est assez profitable aux pharmaciens de la Mayenne, qui ne négligent point cet accessoire de leur profession.

Les bourdons des pierres, les guêpes-frêlons, les guêpes, les abeilles, occasionnent parfois des accidens graves par les piqûres que font ces hyménoptères irrités ; on y remédie en faisant, sur-le-champ ou le plus promptement possible, l'extraction de l'aiguillon, seule partie venimeuse, soit par la succion, soit avec des ventouses sèches et en faisant des lotions fréquentes d'eau fraîche sur les parties enflammées, pour enlever l'humeur âcre qui cause la douleur. Les fourmis causent de très-grands dégâts dans les jardins, les maisons et les provisions de bouche ; ces myrmèges sont désagréables par leur odeur et leur aiguillon. Le charençon, larve rhynchophore qui commet tant de dommages dans les greniers non aérés, dévore le dedans des grains des blés qui sont rarement remués.

L'étude de la géologie et de la géognosie du département de la Mayenne fait connaître qu'il est composé de fonds stratifiés et massifs de terrains fossilifères et de terrains non fossiles, qui se rapportent aux sols qui ont reçu les dénominations de primitifs, intermédiaires ou de transition, secondaires et tertiaires. Les couches les plus superficielles qui composent l'écorce terrestre où l'humus se trouve, ne contiennent que des êtres organiques actuellement existans et forment les terrains modernes; quoique les moins abondans de tous, ils sont cependant les plus importans, parce qu'ils sont formés de terres végétales sans lesquelles le terroir ne pourrait produire la plupart des plantes destinées à la nourriture de l'homme et des animaux, terres qui couvrent la surface du globe, terres que nous cultivons, terres qui nourrissent tous les peuples du monde, terres tout entières de quatrième époque, terres meubles enfin qui n'existent réellement que depuis la retraite des eaux.

Le terrain secondaire a pour représentant un petit dépôt de grès lignite et un dépôt de sable, en général ferrugineux et argileux; cet amas, qui recouvre dans le département un grand nombre de plateaux élevés, recèle communément des minerais de fer assez riches pour être exploités avec avantage pour les forges du pays et des environs; il compose des terrains de troisième formation, conjointement avec quelques petits bassins isolés, d'assemblage de coquilles marines, de corps madréporiques, qui indiquent le bouleversement, la catastrophe ou révolution opérée dans l'Océan. Un grand nombre de tertres du département, dont quelques-uns abruptes ou déchirés, présentent, pour ainsi dire, un niveau constant, une horizontalité régulière, des couches superficielles superposées d'argile, de sable, de grès, peu épaisses, font concevoir que, pendant une partie de la période tertiaire à laquelle cette stratification se rapporte, l'emplacement du département de la Mayenne était probablement complètement ou presque entièrement immergé. et que son démergement, sans doute, ne s'est pas produit par une secousse brusque dont l'action fut rapprochée ; mais, suivant toute apparence, par un déplacement dans le niveau du cataclysme dû à la répulsion, à l'immersion de quelques masses ignées en d'autres contrées. Ici les phénomènes volcaniques continus ou intermittens y sont inconnus.

Les tremblemens de terre, ces convulsions de la nature, ces agitations instantanées, ces secousses simultanées, font sentir leurs commotions sans bouleversement, sans soulèvement, sans boursouflement de terrains, sans affaissement du sol, sans dislocations, sans déchiremens de ses couches intérieures, sans dessèchement de fontaines, de ruisseaux, de rivières, sans déplacemens de terre ou d'eau ; parfois des édifices élevés en sont ébranlés sans pour cela s'écrouler, et le plus ordinairement sans en éprouver des dommages bien notables.

Il s'exploite dans le département des mines de houille, dépôt d'alluvion d'anthracite, de fer, de manganèse, qui pourrait servir les intérêts des blanchisseries de la province ; des tourbières, dépositions fluviatiles végétales, qui fournissent à beaucoup de malheureux leur chauffage habituel ; des carrières d'ardoises, de marbre gris, noir, rouge, de nuances différentes ; de granits fort recherchés pour les belles et solides constructions, souvent employé, par sa beauté, sa longueur et la grosseur de ses fragmens, pour l'érection de croix, de colonnes, de monolithes, de portiques, de galeries, etc. ; de pierres à bâtir, de pierres à chaux, pour les besoins des nombreux fourneaux des localités : de sable, d'argile ou terre glaise servant à la maçonnerie, à la fabrication des poteries communes, des tuiles, des carreaux, des briques, à garnir les fentes des réservoirs d'eau et des aquéducs, et à plusieurs autres usages. On tire aussi des marnes argileuses, siliceuses, meulières, calcaires, qui varient en qualité et en couleur suivant les emplacemens où elles se trouvent. Le gypse commun ou pierre à plâtre, sélénite ou sulfate de chaux hydraté, ne s'y découvre nulle part en masse ; seulement on le rencontre parfois en petite quantité dans quelques caves, cavernes, souterrains, grottes, etc., en stalactites amorphes. Deux modes sont mis en usage par les ouvriers géotechnistes pour l'exploitation de ces minières, ou ils font de larges ouvertures appelées à ciel ouvert pour y pénétrer, ou ils descendent, au moyen de petits puits ou fosses rondes, dans les entrailles de la terre : ces excavations sont plus ou moins profondes, suivant l'abondance ou la rareté du minerai. La mine se rencontre quelquefois par bancs, souvent par filons, rognons ou nids: ces fouilles, pour la recherche de minéraux, font trouver parfois des dents et ossemens d'animaux anté-diluviens; plusieurs fois on a découvert des fémurs, des vertèbres cervicales, dorsales, lombaires; des côtes sternales, des fragmens de côtes, des tibias, des os du tarse, du métatarse, etc. (1) Ces fragmens de squelettes, ces dents et os fossiles, soit qu'ils appartiennent à un même animal, ou à des animaux identiques, me semblent devoir être rapportés à la classe des mammifères, à la famille des ruminans et appartenir au genre solipède.

On y découvre également, de fois à autre, à des profondeurs de plus de trente mètres, des parties de plantes, des fougères bien conservées, des lycopodiacées parfaitement reconnaissables, véritables végétaux fossiles: aucun arbre pétrifié n'a été reconnu.

De temps en temps les laboureurs de Jublains rencontrent des ossemens humains, des cercueils, des sarcophages, des fragmens de briques et de poteries, tous décombres post diluviens.

Le bourg de cette commune, objet des recherches des antiquaires, offre à leur examen les vestiges de monumens anciens, les fondemens de bâtimens antiques, des colonnes éparses, des cippes dispersés, des monolithes, des fractions de pierres tombales,

(1) Aucun ornitholite, que je sache, n'a été vu dans les stratifications supérieures ou inférieures.

des inscriptions éparpillées et tronquées, le contour et les murs d'un camp respecté par le temps, que plus de vingt siècles n'ont point détruit, que l'administration vient d'acheter et qu'elle conserve à l'admiration des générations futures. Dans les environs de Jublains on rencontre aussi, en divers lieux, des blocs erratiques du terrain diluvien, cailloux énormes, connus sous le nom d'autels druidiques, pierres levées des Celtes.

L'archéologue a l'âme pénétrée d'émotions en parcourant cet endroit si riche en souvenirs historiques, si intéressant pour la science, si précieux pour l'étude ; mais il éprouve un sentiment pénible en voyant les débris, en contemplant les ruines d'édifices élevés par les Gallo-Romains ; sa pensée s'attriste et son cœur se resserre en foulant aux pieds les restes de ces guerriers braves et heureux, de ces anciens maîtres du monde, qui n'avaient pas craint de camper leurs phalanges dans ce pays regardé autrefois comme le plus sauvage et le plus marécageux de la province du Maine.

Le département est arrosé par plusieurs rivières, qui sont la Mayenne, l'Ernée, l'Oudon, le Colmont, l'Erve, le Vaige, le Vicoin, l'Ouette, l'Aron et la Varennes. Toutes, à l'exception de cette dernière et la Mayenne, prennent leurs sources dans le département. La Mayenne est la principale rivière ; elle prend son origine non loin des limites de l'arrondissement de Mayenne, dans le département de l'Orne, au pied d'une grande chaîne de montagnes qui sont couronnées par les forêts d'Andaine et de Monnaye : elle coule d'abord de l'est à l'ouest, tourne brusquement au sud, incline ensuite au sud ouest, en obliquant vers le sud-est, jusqu'à la sortie du département, le terrain qu'elle avait primitivement perdu. Cette rivière coupe les villes de Mayenne, de Laval et de Château-Gontier : elle reçoit par la rive droite la Varennes, qui a aussi son origine dans l'Orne, le Colmont, l'Ernée, le Vicoin et quelques autres ruisseaux de peu d'importance ; par sa rive gauche, l'Aisne, l'Aron, la Jouanne, l'Ouette et quelques petits filets d'eau courante ; l'Oudon prend, comme les rivières précitées, naissance dans le département, mais ne porte le tribut de ses eaux à la Mayenne que dans le département de Maine et Loire. En général, les affluens de la rive droite de la Mayenne sont parallèles ou presque parallèles dans leurs cours ; il en est de même de ceux de la rive gauche; les uns et les autres arrivent dans cette rivière sous un angle aigu qui atteint à peine quarante degrés.

La vallée de la rivière la Mayenne est en général étroite, assez profonde ; son canal est le plus souvent très-encaissé par ses rives, aussi les villes et bourgs placés sur ses bords se ressentent-ils d'une manière fâcheuse de cette déclivité des abords du cours qui les traverse ou les longe ; cependant son bassin s'élargit parfois en quelques endroits ; mais ces attérissemens poussent le cours d'eau d'une manière presque constante sur la paroi occidentale, qui offre des berges dans beaucoup de parties, tandis que la rive gauche présente, sur le dépôt alluvial, un terrain uni, susceptible d'offrir des emplacemens convenables, soit à l'accroissement, soit à l'édification des villes, villages, hameaux et maisons de campagne.

Le lit de cette rivière, ainsi que celui de toutes celles du département, est le plus souvent pierreux : sa profondeur la plus ordinaire, dans les endroits où l'eau est basse, est d'un mètre à un mètre et demi en été ; par les temps d'abondantes pluies, elle quitte ses bords, se répand plus ou moins loin sur les rivages, fertilise les prairies adjacentes, et, dans les grandes crues, inonde certaines habitations.

Les eaux de toutes les rivières du département et des ruisseaux qui en sillonnent les diverses régions sont presque toutes à lits sablonneux, servent aux besoins des habitans et sont toujours de bien préférables et plus salubres que les eaux séléniteuses, marécageuses, de puits, de fontaines, d'étangs ou de mares, d'un goût désagréable, très-putrescibles ; elles sont habituellement de couleur vert-clair, sans odeur, sans saveur, d'une température en été un peu supérieure à celle de puits ou de source, de densité à peu près de 0,003 de plus que l'eau distillée ; elles renferment plusieurs matières que la chimie a peine à préciser : les sels les plus appréciables sont les hydroclorates.

L'eau de la rivière la Mayenne est d'assez bon usage dans la partie sud et sud-ouest ; elle peut convenir pour tous les besoins de la vie. Elle cuit promptement les légumes sans les durcir, dissout le savon sans le caillebotter et forme avec les farines un pain de bonne qualité.

La jonction de la Mayenne a été reconnue praticable par les personnes qui s'occupent de canalisation et la navigation possible jusqu'à Caen, seulement avec deux réservoirs, des écluses à sas, des biez et quelques canaux de dérivation. Le gouvernement, qui dans ce moment fait étudier ce projet d'intérêt majeur, offrira, s'il s'exécute, un moyen de communication entre la Manche, l'Océan, la Méditerranée, qui deviendra en outre une source de plus de salubrité et de prospérité communes, l'ouverture de canaux et de grandes routes pouvant être considérée comme un moyen de grande ventilation, favorable à l'hygiène publique et à la santé générale. Sous ce dernier rapport, le département de la Mayenne a beaucoup gagné, depuis quelques années, par la confection des grandes routes, des routes stratégiques, quoique bien imparfaites, et des routes de de grande communication. L'arrondissement de Mayenne a encore beaucoup à désirer quant au partage des grandes voies de correspondance et d'utilité les plus générales.

Le département n'a aucun canal de navigation; il ne possède qu'un bien petit nombre de sources minérales; aucune d'elles n'est thermale, et par conséquent ne tire son origine des couches profondes du sol; toutes coulent d'une manière lente, continue et sans intermittence; toutes sont plus ou moins ferrugineuses et contiennent environ vingt grains par litre de principes ou carbonate de fer, en plus ou moins grande quantité, comme on le voit par l'analyse avec le prussiate de fer, l'acide gallique et l'infusion de noix de gale.

Les sources que la renommée désigne plus particulièrement comme ayant quelques vertus sont : 1° la fontaine de Pougens près Château-Gontier; 2° celles des communes de Niort, Chantrigné et Grazay : leur température est de quatorze degrés au thermomètre de Réaumur; elles ont un petit goût d'encre et laissent déposer sur leurs bords et sur les bords des ruisseaux qui en découlent du fer hydraté à l'état pulvérulent; leur surface est couverte d'une pellicule ridée de couleur brunâtre, ce qui leur fait donner dans quelques endroits le nom de fontaines rouillées, toutes contiennent du carbonate de fer, du sulfate et du carbonate de chaux, du carbonate de magnésie, du sulfate de soude, de l'hydro-chlorate de magnésie, de la silice et une matière végéto-animale. La source de Grazay est située dans un bassin marno-manganésien ; on trouve également dans ce bassin du minerai de fer ; les sondages faits dans cette contrée ont démontré que le manganèse-peroxidé en gris de fer et le minerai d'oxide de fer sont disséminés en rognons ou amas en général peu volumineux ; que les gîtes métallifères sont peu abondans dans chaque partie de terrain et souvent confondus, et que l'eau qui filtre à travers les terres de ces lieux doit nécessairement contenir quelques particules de ces métaux et en être imprégnée.

Ces sources minérales sont peu employées comme eaux médicinales ; cependant elles pourraient être utilisées dans le traitement des fièvres intermittentes, soit avec ou sans engorgement de la rate ou du foie ; dans les leucorrhées, les anémies et en général dans toutes les affections où il est convenable d'user de toniques et d'avoir recours aux préparations ferrugineuses.

Un établissement d'eau gazeuse, d'eaux minérales artificielles de tous les pays est créé depuis peu à Laval et mérite d'être encouragé.

Les eaux reçues ou conservées à l'air dans des vases de zinc ; celles de pluies, retenues dans des gouttières de plomb ; celles de sources transmises par des aquéducs ou tuyaux du même métal causent des coliques lentes, troublent les digestions et déterminent à la longue des accidens plus ou moins intenses et des maladies minantes de l'estomac, de causes méconnues.

Les eaux des marais, des fossés, des étangs, des mares remplies de boue et couvertes de limons miasmatiques, des routoirs dont on fait usage dans certains hameaux éloignés, d'eau de fontaine, soit pour les besoins des habitans, soit pour abreuver les bestiaux, sont fort insalubres et souvent la cause ignorée de maladies endémiques, aiguës ou chronique des voies digestives, tant chez les personnes que chez les animaux. Ces eaux croupissantes que les couches argileuses laissent peu pénétrer dans l'intérieur du sol, ces eaux stagnantes s'évaporent dans l'atmosphère et y répandent fréquemment des principes délétères, provenant de la décomposition de substances végétales et animales en putréfaction ; ces eaux sont d'autant plus malfaisantes que la température est plus élevée, que les sécheresses sont plus longues. Jusqu'ici le forage n'a encore été tenté dans aucun endroit du pays pour faire jaillir l'eau de sources et couches profondes ; aucune fontaine n'élève l'eau d'elle-même à des hauteurs bien remarquables. Tel est à peu près le système hydrographique et hydrologique du département de la Mayenne.

La position de ce département dans la région occidentale de la France porte à croire que la température doit tenir le milieu entre celles des contrées méridionales et septentrionales du territoire français : elle diffère néanmoins par une atmosphère généralement humide, comme le fait connaître l'hygrométrie ; cette humidité de l'air doit être attribuée au peu d'éloignement de la mer, à la fréquence des vents de l'ouest, à la grande quantité de sources, de ruisseaux, d'étangs, de terrains fangeux, de fossés, aux bois et forêts du département et à celles des départemens limitrophes qui bordent le territoire de la Mayenne, et principalement aux haies de clôture dont le sol est entièrement couvert dans la presque totalité du pays. Les résultats généraux des observations météorologiques ne donnent cependant, malgré cet état habituel d'humidité, que peu de différence entre le maximum de la chaleur et du froid observés à Paris et l'intensité de l'un et de l'autre dans le département de la Mayenne ; le maximum du froid va quelquefois jusqu'à descendre au-dessous de huit degrés, de la condensation observée vers deux heures du matin, du 20 janvier au 20 février, temps où le froid est ordinairement le plus fort. Le maximum de la chaleur, de vingt-sept degrés et demi, de la mi-juillet à la mi-août, de midi à deux heures de la journée, où les chaleurs sont les plus fortes ; ces données ne doivent être considérées que comme approximatives, le zéro du thermomètre étant comme ailleurs difficile à fixer d'une manière précise.

La densité et la pesanteur de l'atmosphère indiquées par le baromètre sont peut-être celles qui exercent l'influence la moins appréciable sur l'économie ; jusqu'à présent, du moins, les observations à cet égard n'ont donné que peu de résultats certains, et on manque dans le département d'une série assez longue d'observations sur les hauteurs et oscillations barométriques annuelles d'un même lieu pour en tirer des conséquences utiles à la science.

Dans l'atmosphère, cette enveloppe gazeuse de notre globe qui s'élève à la hauteur présumée de dix-huit à vingt lieues, formée de plusieurs parties de différentes couches, dont les inférieures plus denses que les supérieures, toutes couches traversées par divers fluides qui y produisent des phénomènes variables comme ces fluides, se dispersent, s'accumulent ou se combinent de diverses façons, la lumière, la chaleur, la vapeur d'eau, le fluide électrique, le fluide magnétique; des matières solides semblent y prendre naissance. Les agitations imprimées sans cesse à cette masse gazeuse si perméable en font varier les effets, de sorte qu'il est presque inexécutable de donner autre chose que des approximations qui ne peuvent servir de base même à des probabilités.

L'anémoscope montre que les vents de l'ouest sont fréquens et dominans dans le département; l'anémomètre fait connaître qu'ils soufflent avec force; quelquefois même, lorsque l'équilibre de l'atmosphère vient à se rompre, l'air s'agite avec violence, des tourbillons surviennent, des tempêtes ont lieu, des ouragans culbutent, enlèvent les toitures des édifices; parfois des trombes même s'élèvent, soit de terre ou de la surface des eaux, à des hauteurs prodigieuses: ces météores aériens, ces phénomènes peut-être électriques suivent avec impétuosité leur direction, aucune montagne dans les environs n'étant assez élevée pour en rompre le cours, pour en arrêter les efforts ou pour en changer la direction; les spires continuent avec violence leur impulsion et fréquemment déracinent les arbres les plus forts, emportent et dispersent le sommet des bâtimens les plus solides et les plus considérables.

Jusqu'à présent aucun corps inorganique que je sache, connu sous le nom d'aérolithe, n'est tombé dans nos parages.

Le climat du département de la Mayenne est tempéré et l'air généralement assez pur ; du moins l'eudiomètre n'indique que les parties constituantes ordinaires de l'atmosphère, l'hygromètre y montre une vapeur aqueuse, variable suivant la température et la saison ; mais, il faut l'avouer, jusqu'ici la véritable eudiométrie, l'eudiométrie du médecin n'existe réellement que dans les instrumens de la vie et eux, eux seuls font apprécier les miasmes malfaisans de l'enveloppe terrestre et les émanations morbifiques des corps de la nature ; le corps humain est donc plus sensible, autrement sensible, que les instrumens précis les plus délicats, les plus perfectionnés de nos collections de physique et de chimie.

Le ciel y est souvent couvert, nuageux, l'atmosphère épaisse, nébuleuse dans certaines localités ; elle est chargée de substances végétales en fermentation, de parties animales en putréfaction ; aussi le voisinage des marais, des étangs, mares, fossés et terrain fangeux est-il le moins salubre.

Les brouillards y sont fréquens, les gelées communes, les pluies abondantes comme l'indique l'hyétomètre ; la grêle y détruit parfois les espérances les mieux fondées des cultivateurs ; la neige couvre ordinairement la terre un ou deux mois chaque hiver ; les printemps sont généralement tardifs, de courte durée, constamment froids et humides ; le nombre des beaux jours est peu considérable et est surpassé de beaucoup par les jours de pluies, de brouillards ou d'orages.

L'arc-en-ciel montre souvent ses bandes semi-circulaires de couleurs variées dans les nuages. Des anneaux lumineux brillent également quelquefois autour du soleil et de la lune et forment autour de ces astres des couronnes : ces phénomènes atmosphériques lumineux sont fréquens, précèdent et accompagnent pour l'ordinaire les pluies d'orages : ces orages, quoique d'abord très-menaçans, sont détournés à l'approche de certaines contrées où il existe des blocs erratiques, des rochers et des roches désignées vulgairement sous le nom de pierres de bizeuls ; ces diorites rocailleuses renferment une partie de fer bien notable, et on peut croire que l'effet de voir s'éloigner la tempête de ces lieux est dû à l'action magnétique de ces masses de rocs contenant du fer oxidé et agissant sur l'électricité atmosphérique.

Parmi les météores ignés qui se voient dans les régions du Maine la foudre tient le premier rang ; souvent elle éclate, embrase les clochers, les édifices et les arbres les plus élevés, tue fréquemment des personnes et des animaux. Le bruit occasionné par cet effet de l'électricité accumulée dans le sein des nuages, et connu sous le nom de tonnerre, est toujours ou presque toujours précédé ou accompagné de pluies d'orages, d'éclairs ou d'étincelles, qui ne sont que des phénomènes électriques.

Dans les belles nuits d'été, de petits globes de feu se précipitent vers la terre en traçant des sillons lumineux comme les fusées d'artifices ; ces traînées lumineuses, appelées étoiles tombantes, sont dûes à l'air inflammable des régions supérieures ou au fluide électrique rencontrant des vapeurs hydrogénées.

Les feux follets, ces flammes bleuâtres qui s'échappent des fentes du sol humide voltigent, surtout au commencement de l'automne, près des marais et autres lieux renfermant des matières végétales et animales en putréfaction. Ces feux légers, effets de l'hydrogène phosphoré, s'allument spontanément dans l'air, occasionnent parfois de grandes frayeurs aux gens des campagnes qui croient qu'il y a pour eux, dans cet événement singulier, quelque chose de surnaturel. Espérons que l'éducation, ce puissant moyen de civilisation, cette hygiène morale et intellectuelle, dégagée de toute piété mal réglée, fera cesser cette grossière et abrutissante superstition, source et cause de nombreux crimes et de fréquens suicides, dans un pays où on croit encore aux ensorceleurs, aux donneurs de rats, aux joueurs de tours, aux noueurs d'aiguillettes, au sabbat et, chose incroyable au 19e siècle, où on se brûle dans l'espoir d'être agréable à la divinité. Les pensionnats d'instruction primaire éprouvent trop d'entraves; l'instruction, si difficile à faire pénétrer dans les campagnes, en éprouvera *une fatale influence.*

Le département a trois arrondissemens :

1° L'arrondissement de Laval, dont la population est de 131,497 habitans.

2° L'arrondissement de Mayenne, dont la population est de 164,618 âmes.

3° L'arrondissement de Château-Gontier, dont la population est de 72,586 individus.

Il y a dans la Mayenne 27 cantons et 275 communes : la population totale est de 368,701 habitans.

Le nombre des naissances surpasse considérablement celui des morts; il naît plus de garçons que de filles; la mortalité des garçons est plus grande que celle des filles; il meurt plus de femmes que d'hommes; plus de célibataires que de personnes mariées; beaucoup plus d'enfans, la première année, que les années suivantes; plus à la ville qu'à la campagne; plus d'élevés au petit pot que nourris au sein; plus d'enfans abandonnés que d'enfans légitimes; plus de la dentition que de toute autre affection; moins de ceux vaccinés que de ceux qui ne l'ont pas été; tous ou presque tous ceux inconnus atteints de virus siphilitique déposés naissans dans les hospices.

La saison de l'automne est la plus meurtrière; il succombe plus de malades dans le printemps qu'en été; moins en été qu'en hiver. La durée moyenne de l'existence est de 44 ans 2/5; la mortalité commune est d'un individu sur 43 2/3 (1: 43 2/3). Le terme le plus ordinaire de la vie des vieillards et de 70 à 71 ans; il y a plus de femmes que d'hommes à dépasser cet âge; les personnes de 90 ans sont rares; on voit peu de centenaires.

Toutefois ces relevés statistiques de dix années

d'individus comptés en masses, dans les diverses conditions sociales, tant vrais qu'ils soient, ne doivent être considérés que comme données approximatives prises sur l'état civil, base incertaine et non comme d'une valeur exacte, puisque la population de chaque localité est variable par les personnes nomades et aussi mobile que ses besoins, et que, toutes choses égales, il succombe toujours bien moins de riches que de pauvres; plus de prisonniers que d'hommes libres; moins de cultivateurs que de manufacturiers; plus d'ouvriers renfermés dans les ateliers que de manouvriers travaillant en plein air; plus d'enfans que d'adultes, plus d'infirmes que de bien portans; plus de personnes contrefaites que de bien conformées; plus de vieillards dans les hospices que dans les communautés; plus de gens du monde que de personnes vivant à l'écart; plus par la bonne chère que par l'abstinence; plus par les excès que par la frugalité; beaucoup plus par l'usage du vin et des liqueurs spiritueuses que par la privation de ces boissons, toujours nuisibles tant au physique qu'au moral, prises jusqu'à l'ivresse.

Chaque commune du département est divisée en une multitude de métairies et closeries, dont la plus grande partie est exploitée à colonie partiaire, ce qui nuit aux progrès de la culture et au produit des terres, les fermiers étant dans une dépendance trop étroite et presque à la merci du propriétaire.

Les principales villes sont Laval, chef-lieu du département, Château-Gontier et Mayenne, chefs-lieux d'arrondissement ; Ernée, Ambrières, Lassay, Villaines, Evron, Sainte-Suzanne et Craon sont les autres villes : tous ces endroits, en général, ne sont point régulièrement bâtis. Les enceintes de ces villes sont trop étroites pour leurs populations ; leurs rues ne sont point assez larges, point droites pour que l'air y puisse circuler librement ; il serait utile dans l'intérêt de la salubrité publique d'établir dans les principales villes des abattoirs communs à l'écart, de créer des dépôts d'immondices relégués loin des endroits habités et de ne pas permettre d'entasser les fumiers à l'entrée des villes, dans des lieux fréquentés journellement ; d'y multiplier et planter des promenades, et surtout de veiller à la propreté, qui est très-négligée : beaucoup d'ordures, de fumiers, de boues s'y voient accumulés près des maisons les plus hantées et souvent des litières sont étendues çà et là dans les rues, sur les places, les jours de foires et marchés, pour obtenir plus promptement la putréfaction de ces matières végétales d'où s'exhalent des substances qui corrompent la pureté de l'air et dégagent des émanations vicieuses et désagréables à l'odorat.

Partout où il existe des casernes, des hôpitaux, des prisons ou maisons de dépôts, ces maisons ne sont point convenablement distribuées pour leur objet ; leurs cours, lorsqu'il en existe, ne sont ni assez vastes, ni plantées, et quelquefois pas même closes ni séparées pour chaque sexe ; les salles ne sont ni grandes, ni élevées, ni bien aérées ; elles manquent pour la plupart de ventilateurs près le sol ; elles sont trop peu chauffées dans les saisons froides et les malades et les hommes dans les hôpitaux n'ont ordinairement pour se vêtir, hiver comme été, qu'une capote.

Les latrines sont placées trop près des malades ou des gens de service, et sont construites avec trop peu de soin pour ne pas nuire soit par leurs odeurs, soit par leurs miasmes. Toujours ou presque toujours les lits sont trop rapprochés ; partout les lits en fer devraient être substitués aux bois de lits comme préservatifs des insectes hémiptères (punaises de lits). Les malades atteints d'affections externes confondus et mis pêle-mêle avec ceux souffrant d'organes intérieurs ; ces maladies se nuisent, s'aggravent et se compliquent réciproquement. Tous les hôpitaux ont besoin d'une salle de rechange pour chaque sexe, occupée seulement pendant qu'on purifie, répare ou nettoie celles habitées; de salles séparées, isolées et éloignées des malades pour les grandes opérations devenues quelquefois mortelles par la complication des fièvres graves.

Dans quelques hôpitaux le service de santé se fait encore alternativement par trimestre, par un plus ou moins grand nombre de médecins; ce reste d'organisation vicieuse nuit au traitement des maladies, au prompt rétablissement des malades, à l'ordre, à la régularité et même à la responsabilité du service; souvent les affections les plus dangereuses sont traitées par des médecins de doctrines différentes, opposées, qui n'ont ni vu le début du mal, ni suivi ses périodes, ni apprécié ses symptômes, ni distingué son caractère, quelquefois insidieux, ni connu les médications mises antérieurement en usage. En vain dira-t-on que les fonctions de médecins des hôpitaux doivent être remplies tour à tour par tous les hommes de l'art d'un même lieu, d'une même ville, parce que la pratique enseigne ; penser ainsi, c'est oublier que les hôpitaux sont institués pour le traitement des indigens, pour la guérison de leurs infirmités et non pour l'instruction des médecins ; agir autrement, ce serait méconnaître leur véritable destination et ne pas se rappeler que les souffrans ne doivent être confiés qu'à des médecins habiles, désintéressés, toujours prêts à se dévouer pour le malheur, sans autre motif que d'être utile ; qu'à des chirurgiens reconnus capables de pratiquer les opérations les plus difficiles et les plus urgentes.

Les hôpitaux et hospices qui reçoivent un grand nombre de personnes doivent avoir différentes divisions, plusieurs médecins et chirurgiens peuvent y être attachés pour le bien, pour la sûreté de l'emploi ; mais chacun d'eux doit avoir des salles distinctes, séparées et permanentes. Jamais les maladies internes et externes ne doivent être traitées par le même individu. La médecine, une dans son étude, est trop vaste dans son application ; le domaine de la science trop étendu pour que le même homme puisse en embrasser l'ensemble, en approfondir toute l'étendue, en exercer avec distinction toutes les parties et pratiquer, avec une égale habileté, toutes les opérations. L'administration des hôpitaux de la capitale, convaincue de cette vérité, a créé des services et hôpitaux de spécialité.

Une maison d'accouchement qui préserverait beaucoup de femmes de maladies funestes pendant ou après leurs couches, beaucoup d'enfans de la mort en venant au monde, et qui servirait à l'instruction et à la pratique des sages-femmes, devrait être établie dans chaque arrondissement.

Dans les infirmeries de prison, de caserne, de pensionnat, de communauté, il y a un trop grand nombre d'individus dans chaque pièce, point de chambres pour la séparation momentanée des maladies aiguës contagieuses, la variole, la scarlatine, etc., etc.; point de pièces pour l'isolement des affections de la peau, la gale, les dartres, les teignes; la siphilis est abandonnée à elle-même ou mal traitée, faute de lieu convenable.

Dans les maisons d'arrêt et salles de police, les chambrées sont trop nombreuses, les lieux destinés au traitement des malades trop étroits et presque sans mobilier; elles n'ont point de cellules pour le secret ou la punition momentanée : les cachots insalubres, ces restes de barbarie et de féodalité, servent encore, dans quelques endroits, pour l'isolement des prisonniers ou pour assurer la discipline intérieure; point de lieu de travail organisé pour rendre aux personnes renfermées le goût de l'occupation, l'esprit d'ordre et les moyens de vivre de leur labeur et surtout pour empêcher l'enseignement mutuel du vice dont chacun est infecté ; prévenir le désœuvrement si nuisible à la santé et à la moralité des réclus c'est améliorer leur avenir que de les occuper et leur faire contracter l'habitude de l'ouvrage.

Tout en réclamant des améliorations dans l'intérêt de la salubrité, de l'humanité, je suis loin de vouloir aller au-delà du but moral et imiter ces philantropes à sensiblerie ; je sais bien qu'une prison n'est point un hôpital, que ce n'est point pour fortifier la constitution des malfaiteurs qu'ils sont renfermés ; mais pour les réformer, les punir, et que celui qui a violé les lois de son pays et outragé la société tout entière doit s'attendre à un châtiment, à ce qu'il résulte pour lui des désagrémens corporels et des afflictions, quelques inconvéniens et quelques incommodités de son crime ; une bienfaisance mal entendue ferait dévier les sentimens moraux et ne préviendrait point les délits, but auquel doit tendre une bonne législation.

Prés des brigades de gendarmerie, les logemens destinés au dépôt de chaque brigade sont trop étroits, souvent humides et sombres, pas assez sûrs.

Les voitures servant aux transports des prisonniers ou des militaires infirmes ne sont le plus communément point couvertes dans toute saison, quoique la prescription des règlemens exige qu'elles le soient pendant l'hiver ; la gendarmerie devrait veiller à l'oubli de ce règlement.

Les cimetières, malgré le vœu formel des législateurs, malgré les recommandations de l'administration supérieure, malgré les besoins de la salubrité, restent encore, dans un très-grand nombre de communes, placés près des édifices sacrés, au milieu des habitations, au centre de populations agglomérées ; ces foyers d'insalubrités, sources souvent ignorées et méconnues de maladies endémiques, d'épidémies meurtrières, sont conservés par la résistance occulte des localités, par l'habitude, par un respect aveugle, superstitieux pour les morts de l'endroit.

Aux désirs des administrateurs, à la loi même, on oppose l'inertie, cette force qui finit par vaincre les volontés peu durables des désintéressés.

Il n'existe encore que dans bien peu d'endroits des salles d'asile, ce rendez-vous commun des enfans du peuple, où chaque sexe, réuni dans un lieu salubre et séparé, est confié à la garde de pieuses filles, vouées par esprit de charité à la surveillance, à l'éducation de l'enfance, institution philantropique qui devrait déjà exister dans toutes les villes, dans tous les bourgs où une nombreuse population est agglomérée ; qui a pour but de soustraire le premier âge au danger de vaguer ; de lui inculquer, dès l'aurore de la vie, les principes de propreté, si utiles à la santé, de morale, de religion, de civilisation, d'élémens d'éducation ; de le façonner de bonne heure à l'esprit d'ordre, de soumission et de vie sociable, et qui a l'immense avantage de laisser aux travailleurs de chaque famille tout leur temps.

Des classes d'adultes, de dessin linéaire, de géométrie et mécanique, des bibliothèques d'ouvrages d'art et de morale devraient aussi être ouvertes à la fin de la journée pour la réunion, pour l'instruction, pour l'amélioration, pour la perfection des ouvriers qui, communément, par désœuvrement ou autres motifs, passent leurs soirées au cabaret, lieu pour eux de débauche et de démoralisation.

Laval est la ville la plus considérable du département : sa population est au moins de 18,000 individus ; le terrain qu'elle occupe était jadis une immense forêt ; elle est située sur la Mayenne qui la partage en deux portions à peu près égales ; c'est le chef-lieu du département ; elle est irrégulièrement bâtie, la plupart de ses rues sont étroites, obliques, malsaines, plusieurs d'accès difficiles par leur rapidité, et les voitures ont peine à les gravir. La partie la plus salubre est placée sur le penchant et le sommet d'une colline ; elle a une belle promenade bien plantée, des habitations de construction nouvelle dignes d'être prises pour modèles : l'autre portion de Laval est séparée par la rivière et semble occuper la plaine. Une nouvelle traverse a été ouverte et un nouveau pont construit, ce qui promet à l'avenir un beau quartier. Il serait à désirer que l'administration municipale fît ouvrir des quais, dont la ville est privée, et multipliât les communications des divers quartiers par des rues adjacentes, bien espacées et bien alignées.

Laval a un collége, une école normale départementale, un commencement de bibliothèque et de cabinet de minéralogie, un hôpital et un hospice; ces établissemens, destinés aux malades, aux indigens infirmes, enfans trouvés et abandonnés, auraient besoin de dehors plus larges, d'être mieux placés, moins entourés immédiatement d'habitations et construits différemment.

Une personne bienfaisante, jouissant d'un patrimoine honnête, a commencé l'instruction de quelques jeunes sourdes-muettes; elle obtient, dit-on, des succès : puisse la générosité de cette femme de bien étendre son humanité à un grand nombre de ces malheureuses privées d'entendre et de parler!!!

Honneur à qui fait un si noble usage de la fortune! honneur à qui fondra une institution qui nous manque pour l'éducation des personnes chez lesquelles le sens de l'ouie a été oublié! Honneur à l'instituteur, ce médecin de l'esprit, qui développe l'intelligence de ces infortunés, qui répare les torts de la nature en faisant cesser par son talent la mutilation d'un organe important, qui les rend à la vie sociale et fait rentrer dans la plénitude des droits de la nature des êtres si intéressans et si dignes de compassion!!!

Un lieu de refuge est ouvert au repentir et connu sous le nom de Miséricorde; cette providence du malheur, fondée par la charité chrétienne, dirigée et administrée avec talent par une femme d'un esprit supérieur à sa condition, à vues élevées, à idées larges, généreuses et compatissantes, renferme un très-grand nombre de femmes rejetées de la société, victimes du libertinage, de l'inconduite, de la séduction ou de l'erreur, jadis abandonnées sur le pavé, misérables, malpropres, malportantes, se soutient seule à présent par son industrie, son activité ; suffit à tout ce qui lui est nécessaire ; s'agrandit et étend au dehors ses bienfaits et sa surveillance sur celles qui quittent la maison pour rentrer dans le monde.

Cette orthopédie de l'immoralité, ce redressement du vice, de la déviation morale, cette résistance vaincue de l'inertie, de la fainéantise et du mauvais vouloir, méritent des éloges et d'être imités dans les populeuses cités.

La ville de Château-Gontier est également située sur la Mayenne ; elle est le chef-lieu du troisième arrondissement ; sa population est au-delà de six mille habitans; ses promenades sont belles et bien plantées; la construction du nouveau pont, l'ouverture de ses quais ajoutent à son agrément; son administration locale est active pour son embellissement ; ses médecins se sont généreusement associés pour l'honneur et les bienfaits de leur profession; ses hôpitaux sont beaux, bien situés et des mieux tenus du département; son collége est bien construit, bien placé, a de belles cours et de beaux jardins ; il est à regretter que cette ville n'ait pas de salle de spectacle convenable et une bibliothèque plus considérable. La prison de cet arrondissement, accolée à la sous-préfecture, est trop petite pour le nombre de détenus ou de passagers qui s'y trouvent habituellement;

elle manque de la distribution et des cours nécessaires au classement des prisonniers ; elle n'a point d'infirmeries séparées pour le traitement des malades renfermés qu'on doit également surveiller quoique malades, et ne placer dans les hôpitaux que par exception.

Mayenne est la seconde ville du département par sa grandeur, son industrie ; sa population est de 12 à 13,000 âmes ; elle est divisée en deux portions inégales par la rivière dont elle porte le nom ; c'est le chef-lieu du second arrondissement ; en général elle est mal construite, mal bâtie, excepté sur les places ; une seule rue la partage dans toute sa longueur ; c'était naguère la grande voirie ; les rues qui établissent des communications avec les autres parties de la ville ne sont que des trouées tortueuses qui ne favorisent point assez la libre circulation de l'air ; sa population est trop nombreuse pour son étendue, ses habitations trop rapprochées, ses logemens trop petits ; sa grande quantité de tisserands, teinturiers, lavandiers et autres manouvriers sont presque accumulés dans les bas quartiers près les uns des autres. L'administration s'occupe des moyens de les faire percer ; mais ici comme autre part les intérêts privés favorisés ou froissés l'emportent sur l'amour du bien commun, et mettent des entraves et du retard à ce qui devrait se faire, et se faire immédiatement.

Une nouvelle traverse est ouverte et offre des emplacemens larges et salubres pour bâtir ; des quais pourraient être débouchés près du nouveau et de l'ancien pont et la rivière devrait être rendue navigable ; ces embellissemens auraient non-seulement de l'avantage pour la santé publique, mais encore pour la prospérité du pays. Les bienfaits de la traverse nouvelle ne se feront sentir en entier que lorsque des rues droites et larges seront établies pour faire communiquer cette partie avec les autres endroits de la ville.

Il y a à Mayenne une promenade qui domine et porte la vue sur les belles blanchisseries qui bordent sa rivière ; elle est bien située, bien plantée, bien entretenue ; mais ce n'est point assez pour le grand nombre d'ouvriers qui passent tout le jour dans des caves sombres et la nuit dans des bouges ; cette population étiolée a besoin, aux heures de repos, de récréer sa vue, de délasser son âme de la sombre solitude de l'atelier et de respirer un air pur ; d'ailleurs elle est trop éloignée du centre de la ville.

Les grandes routes sont fréquentées le dimanche par les promeneurs et presque tous les soirs par les oisifs ; il y a deux vastes halles, l'une destinée à la vente des toiles, autrefois bien approvisionnée, l'autre pour les estous et les marchands forains; il n'y en a point pour les céréales. Le marché aux grains a lieu sur le pavé, en plein air, hiver comme été ; les blés sont exposés, poches ouvertes, à la vue des acheteurs et souvent altérés par la pluie, la neige et la grêle. Les personnes qui s'y trouvent souffrent de l'intempérie de la saison ; il serait de l'intérêt général de déplacer ce marché et d'en édifier un nouveau. Une espèce de grand grenier, placé au-dessus de la halle des forains, sert de salle de spectacle ; quelques troupes de comédiens ambulans y donnent parfois des représentations qui sont suivies presque par toutes les classes, lorsque les pièces ne blessent ni les mœurs, ni la croyance, ni l'opinion d'aucune d'elles ; ce local, qui n'appartient pas à la ville, ne convient nullement à sa destination ; l'érection d'une salle sur un terrain près la nouvelle traverse aurait l'avantage de hâter les constructions de ce côté et d'être favorable à l'instruction, à la civilisation des gens du peuple et à la réunion de toutes les classes dans un local commun.

Le collége de Mayenne est bien situé, très-aéré ; deux cours de plus sont nécessaires, une pour les très-jeunes élèves qui fréquentent les leçons des études préparatoires, l'autre pour les externes.

La ville possède une maison attenante au collége ; la moitié pourrait et devrait être employée pour une bibliothèque qui manque ici, comme dans les autres villes, qui servirait aux professeurs trop peu payés pour vivre honorablement et se procurer les livres nécessaires pour se tenir au courant des progrès des lettres, des sciences et de l'enseignement; aux élèves et aux personnes qui se vouent à l'étude par goût et par état. L'administration et la députation, en demandant au gouvernement les classiques, les ouvrages d'art, de sciences et de lettres des bibliothèques royales où il en existe plusieurs exemplaires, ou de ceux déposés dans les magasins de l'état à l'époque de la crise de la librairie, obtiendraient sans doute beaucoup de bons livres et rendraient un véritable service à leurs compatriotes.

Il y a à Mayenne un hôpital d'environ soixante lits pour le civil et le militaire et cinq malades de l'arrondissement ; ce n'est point assez pour la population de la ville qui s'est accrue de beaucoup d'ouvriers des communes voisines depuis l'établissement des manufactures de cotonnades et de coutils. Cinq lits réservés aux malades curables de l'arrondissement ne sont point en rapport avec les besoins du grand nombre d'indigens de cent et quelques communes ; beaucoup meurent n'étant point opérés, et considérablement de blessés restent estropiés faute de soins ; il est à souhaiter, dans l'intérêt de l'humanité, que le conseil général fasse les fonds nécessaires pour établir au moins trente à quarante lits dans les divers hôpitaux du département pour les malheureux malades des campagnes qui ne reçoivent de secours que dans le cas d'épidémies meurtrières. Cet hôpital est mal placé, dans un endroit bas et au milieu d'un quartier populeux, entouré d'habitations ; il n'a ni bains, ni cours, ni promenades, et les convalescens sont forcés de rester renfermés dans les salles à côté de malades quelquefois atteints d'affections graves et toujours privés de respirer en plein air, ce qui retarde leur rétablissement et augmente le budget nosocomial. Il est question, depuis long-temps, de le transférer dans un lieu plus salubre et plus large ; puisse ce projet se réaliser bientôt. Un hospice pour les vieillards infirmes indigens et les jeunes enfans abandonnés est à une des extrémités de la ville, sur un point élevé ; ses cours devraient être tout-à-fait séparées pour l'isolement complet des sexes ; ses jardins sont beaux, sa distribution convenable à son objet; seulement l'appui des croisées est trop élevé et les carreaux sont trop petits, ce qui rend le pavé sombre ; il manque dans les dortoirs et lieux de travail des vasistas et des ventillateurs ; les lits ont besoin de rideaux pour prévenir les rhumes, les affections catarrhales, si fatales aux personnes âgées.

Dans cette ville est aussi l'hôpital départemental pour les aliénés (il est à regretter que cet édifice, de construction récente, n'ait point été fait d'après les plans indiqués pour les établissemens de ce genre), composé seulement de quatre cours étroites contiguës pour les deux sexes, pour les délirans bruyans, les mélancoliques, les calmes, les furieux ; les loges, qui ne doivent jamais servir qu'à la répression ou punition momentanée, sont beaucoup trop nombreuses, ne sont point placées à l'écart, se touchent, sont tout-à-fait sur le bord des préaux et ouvrent de leur côté. Les reclus, au moment des désordres intellectuels, entendent le bruit des cours, sont constamment excités par le chant, tourmentés par les agaceries, les propos discordans et l'agitation des promeneurs ; point d'endroit isolé pour les idiots, les épileptiques, point de quartier séparé pour les incurables, les convalescens; point de divisions pour les pensionnaires, confondus pêle-mêle tout le jour avec les malheureux; point de cuisine; des dortoirs trop petits pour les besoins du département, des croisées trop étroites, garnies de barreaux de fer en place de treillis légers; point d'infirmeries pour les maladies incidentes, contagieuses, endémiques ou épidémiques; point de terrains cultivables pour offrir du travail, du travail mécanique, la condition la plus favorable à la guérison des aliénés; ni bains, ni douches, ni enceinte extérieure entourée de murs, pour laisser errer sans inquiétude, sans danger, comme moyen d'épreuve, ceux qu'on doit rendre à la liberté; pas de traitement médicamenteux régulier; pas de traitement mental suivi; pas de traitement rationnel possible avec une pareille distribution, avec des habitudes parquées, avec l'uniforme immuabilité des impressions, source de folie, sans distraction des sens, sans occupation corporelle ou intellectuelle pour tirer le physique engourdi de son apathie morbifique, pour opérer une heureuse diversion morale, récréer les yeux attristés par l'image constante de murs nus et élevés, qui bornent la vue et affligent les regards, portent à la mélancolie, au suicide ou à la démence, faute d'excitans moraux. Du reste, l'emplacement de cet hôpital est beau, la situation salubre, l'intérieur toujours propre, les lits convenables à l'état de chaque individu; les lits en fer y sont une favorable innovation; le linge toujours blanc de lessive et sec; le régime bon ; les alimens sains et abondans ; la surveillance douce, active et bien exécutée. Il est à craindre, quelques dépenses qu'on fasse, quelque addition qu'on pratique, quelque retranchement qu'on opère, qu'il ne puisse jamais remplir utilement les vues philantropiques qui l'ont fait établir : ce bâtiment, de belle apparence, pourrait convenir pour maison de correction de jeunes détenus, ou pour un dépôt de mendicité départemental. La répression de la mendicité, cette œuvre de moralisation et de bienfaisance, mérite de fixer l'attention des autorités, tant pour réprimer le vagabondage, le libertinage, la rapine d'individus errans et nomades qui parcourent en haillons les villes et les campagnes pour exciter la compassion et mieux tromper la pitié, en simulant des maladies ou difformités hideuses, que pour rendre au travail des paresseux à charge aux classes laborieuses et charitables.

La prison de Mayenne est un ancien château fort ; elle n'est point divisée comme l'exige la législation ; les prévenus sont mis avec les condamnés ; les prisonniers civils et militaires sont confondus dans la même cour ; les passagers sont placés avec les résidans et leur donnent fréquemment la gale et des poux. Elle est trop petite pour les quatre-vingts individus qu'elle renferme quelquefois ; chaque sexe, accusé, prévenu ou condamné, n'a qu'un espace étroit et commun pour se promener ; celui des femmes n'est qu'une petite portion triangulaire de jardin ; l'eau en est fort éloignée. Le puits qui se trouve dans son intérieur pourrait être utilisé pour conduire de l'eau, à l'aide d'une pompe, dans des auges en pierre placées dans chaque préau près des rez de chaussée, où les détenus seraient obligés de se laver en arrivant, et, chaque jour, pour détruire la vermine et prévenir les affections de peau, et entretenir la propreté, si propice à la santé et à la salubrité des personnes renfermées ; elle n'a ni atelier de travail, ce grand remède aux maux de l'esprit, aux dépravations du cœur, ni infirmeries organisées. Les malades sont traités dans les chambrées communes ; le peu de mobilier qui leur est affecté est en haillon, entassé dans une pièce et ne pourra servir que lorsque le conseil général aura voté la somme nécessaire pour y joindre les choses indispensables, pour le compléter, l'allocation annuelle pouvant à peine suffire aux dépenses ordinaires ; l'hiver, les chambres des femmes n'ont point de feu pour les préserver de la rigueur de la saison ; quelques-unes se procurent des chaufferettes en terre ; pendant l'été, l'eau des prisonniers est acidulée pour les désaltérer plus facilement et pour prévenir les maladies dites fièvres des prisons, si graves et si habituellement funestes aux personnes rassemblées dans les conciergeries.

Une chapelle de l'ancien collége, transformée depuis la révolution de juillet en caserne, est destinée à la garnison de la ville qui se compose habituellement d'une compagnie d'infanterie ; sa situation dans le vieux cimetière, sa position porte à porte d'un grand nombre d'ouvriers tisserands qui se mêlent à chaque instant aux militaires groupés à l'entrée du quartier, qui est placée dans une espèce de carrefour sans enclos, n'ayant qu'une seule porte qui donne sur le bord de deux rues très-passantes et populeuses, ce qui fait qu'il est difficile et presque impossible de maintenir la discipline parmi les jeunes soldats en contact immédiat à chaque moment avec les passans et les voisins; d'ailleurs, ce bâtiment composé de deux pièces, l'une au premier éclairée seulement par des abat-jour pratiqués dans la toiture, et l'autre au rez de chaussée, humide; les militaires y sont souvent atteints de maux de gencives et stomacaces; ces deux chambres sont petites et peuvent à peine contenir trente-sept couchettes qui se touchent presque toutes et dont chacune est de bien trop petite pour coucher deux hommes. De plus, le manque d'eau et de pièces séparées pour les sous-officiers chargés nuit et jour de la surveillance et de maintenir l'ordre font que cette vieille chapelle ne convient point pour la garnison.

Mayenne a un établissement de bains, de bains de vapeur, de bains aromatiques, de bains sulfureux et d'autres bains médicamenteux, de construction moderne et soignée, de distribution favorable et séparée pour chaque sexe; puisant son eau dans le courant de la rivière; assez grand pour suffire à tous les besoins de la population; à la disposition du public en toute saison et à toute heure; parfaitement tenu dans son ensemble comme dans toutes ses parties ; ses baignoires sont belles, amples, propres, toujours garnies de fonds de bains ; son linge beau, bien sec et blanc de lessive à chaque fois : déjà la santé publique en éprouve l'heureuse influence.

Des fontaines sont établies çà et là dans différens quartiers de la ville ; leurs sources diverses donnent suffisamment d'eau pour la préparation des alimens et l'usage des cuisines : ces eaux séléniteuses, quoique moins salubres et plus crues que celles de la rivière et des ruisseaux, sont à tort préférées, bien que d'assez bonne qualité dans les temps ordinaires ; filtrées au charbon ou pierre poreuse, elles seraient plus limpides, moins pesantes et plus agréables au goût, surtout lorsqu'elles sont rendues troubles par les pluies abondantes. L'analyse chimique y démontre dans toutes du sous-carbonate de chaux et de magnésie, un mélange d'oxygène et d'azote. Des bornes fontaines sont érigées dans quelques quartiers pour verser de l'eau trop rare proportionnellement à la masse des habitans et aux soins hygiéniques que réclament les rues, les places et les égoûts. L'allocation accordée, quoique au rabais, pour le curage, les réparations et l'entretien des douets, lavoirs, bassins, conduits, regards et tuyaux qui sont de trop petit diamètre, n'est point suffisante et l'entrepreneur pas assez surveillé.

L'industrie de Laval, Mayenne et Château-Gontier, consiste particulièrement en filatures de coton, de lin, de chanvre ; à faire fabriquer des calicots, des toiles de coton, des toiles, des coutils ; à faire blanchir et teindre des toiles, des mouchoirs et calicots; le tissage mécanique n'est encore innové que dans une manufacture, force puissante qui exécute à bon marché des travaux considérables, malsains ; ils devraient toujours être faits par les machines et jamais par les hommes, tant le tissage dans des caves humides est contraire à la santé.

Les autres villes, bourgs et villages ne présentent rien de bien notable ; sous le rapport de la salubrité, les habitations rurales des communes sont éparses et divisées par hameaux plus ou moins considérables ; les logemens sont en général mal construits ; les plus simples principes, les plus utiles préceptes d'architecture ignorés ; trop petits pour le grand nombre d'individus qui les occupent, ils n'ont point assez d'ouvertures ; l'impôt sur les portes et fenêtres, en opposition avec les lois de l'hygiène, de l'agronomie, frappe particulièrement de sa fatale influence les bâtimens destinés à tous les besoins des laboureurs. Souvent, par l'incurie des fermiers, ils sont entourés de mares, fumiers ou routoirs. Ceux placés dans les landes, peu ou point cultivées, ne sont que des chaumières ; une porte basse est la seule ouverture qui permette à l'air et à la lumière d'y pénétrer : dans ces demeures sombres, sont entassées de nombreuses familles, exposées, tout le jour, presque sans vêtemens, au froid et à l'humidité ou à la chaleur brûlante du soleil. Dans ces loges elles éprouvent les effets nuisibles d'une fumée épaisse et abondante produite par la tourbe humide, la bruyère, les genêts et ajoncs dont ces pauvres gens font leur chauffage habituel.

Les personnes des différens bourgs, villages, hameaux du département sont occupées suivant les diverses localités à labourer la terre, à fabriquer des toiles, à tisser des calicots, à préparer le lin, à tirer et transporter des charbons de terre des dix mines en exploitation dans le département, à mettre en valeur les dix-huit ardoisières qui s'y trouvent, à extraire et façonner les marbres et pierres en granit qui sont prises dans les carrières qu'on y trouve, à fournir des pierres calcaires et à tenir en feu les cent soixante-huit fours à chaux qui sont habituellement en activité; à prendre et à pétrir les terres pour les besoins des neuf faïenceries et poteries, des vingt-sept tuileries et briqueteries qui sont disséminées dans vingt-trois communes sur différens points; à mettre en mouvement les sept cent quarante-neuf machines mues par l'eau, la vapeur, au moyen de roues à palettes ou à augets, roues qui font fonctionner soit des moulins à farine, à gruau, à papier, à huile, à tan, à fouler les étoffes, à préparer des fécules, à scier les marbres, à filer, à tisser le coton, le chanvre, le lin; qui mettent en activité les hauts fourneaux, les affineries et fenderies des cinq grosses forges qui existent dans la Mayenne, la première et la plus importante industrie du pays. Beaucoup d'individus sont occupés à travailler le fer, à tirer et préparer la mine tant de fer que de peroxide de manganèse ; à écorcer, couper, amonceler et dresser les bois ; à transporter et cuire les charbons nécessaires pour ces forges; un grand nombre sont employés à tenir en feu les fourneaux qui servent à fabriquer les différentes espèces de fer, à les fendre, les laminer, à leur donner les formes rondes, oblongues, carrées exigées par les progrès de l'industrie et pour l'avantage des arts et de la main-d'œuvre ;(*) à couler les gueuses et à faire prendre à la fonte les diverses préparations dont elle a besoin pour être utilisée tant pour les mouleries, les rouages des mécaniques que pour être convertie en fer.

Les femmes, occupées d'abord des travaux du ménage, filent le reste du temps, tissent le coton ou le chanvre ; en été elles travaillent dans les champs ; le reste de l'année elles mènent une vie sédentaire et monotone. Les jeunes filles, dès le bas âge, partagent les occupations de leurs mères ; aussi sont-elles d'un physique peu avantageux et chez elles l'écoulement périodique complet et régulier se fait-il long-temps attendre.

Les maladies endémiques qui ont lieu dans le département, et qui attaquent un grand nombre de

(*) Aron est la seule forge jusqu'ici où il existe des laminoirs et où il se forge des fers ronds, carrés, ovoïdes de toutes les formes et dimensions. Elle est au niveau des améliorations les plus modernes et les plus progressives.

personnes, sont les scrofules dans le jeune âge, quoique cette affection s'y rencontre à toutes les époques de la vie ; la phthisie scrofuleuse chez les adultes ; le scorbut pour les personnes anciennes ; la goutte articulaire, soit aiguë, soit chronique ; les fièvres typhoïdes y sont devenues endémiques au prélude du printemps depuis douze ou quinze ans ; chaque année elles enlèvent à leurs parens beaucoup d'individus, le plus ordinairement dans la force de l'âge. Espérons que l'instruction, hygiène intellectuelle, en répandant ses bienfaits sur les populations, en rendant les logemens plus salubres, la propreté à l'intérieur et à l'extérieur des habitations plus recherchée, la nourriture meilleure, les écarts de régime moins fréquens et les travaux plus en rapport avec les âges et les forces physiques, diminuera ces maladies et les rendra moins meurtrières, surtout les tuberculeuses des organes pulmonaires.

Les affections épidémiques éventuelles les plus fréquentes sont la rougeole, la roséole, la scarlatine souvent périlleuse, soit par les maux de gorge, les parotides, qui accompagnent cette maladie, soit par l'enflure et l'infiltration pulmonaire qui en sont la suite ; l'eczéma aigu, la miliaire, l'utricaire, la variole. La vaccine semble restreinte à la classe éclairée ; les enfans du peuple et des campagnes sont rarement vaccinés. L'administration n'accorde aucuns fonds pour propager ou encourager cette heureuse découverte qui, loin de se répandre de plus en plus, paraît diminuer de jour en jour, quoique jusqu'ici toutes les personnes vaccinées à ma connaissance aient été préservées de toute variole ou variolide grave. Il est bien à désirer que MM. les membres du conseil général sentent toute l'importance de favoriser un si grand bien pour l'humanité. Les maladies pestilentielles, la fièvre jaune. le typhus vrai, ne s'y voient jamais. Les aliénations mentales semblent plus nombreuses depuis qu'on s'occupe des établissemens d'aliénés et de ne plus laisser sans surveillance ceux qui restaient libres ; maintenant l'administration locale et les parens réclament pour tous des secours, et même les inoffensifs ou ceux dont la maladie était inconnue sont ordinairement désignés comme dangereux pour en débarrasser les communes et les familles. Les suicides, qui sont toujours un mal de quelque manière qu'on les envisage, attentat aux lois de la création, car ils vont contre les lois de la nature, car ils brisent violemment son ouvrage, sont plus fréquens qu'il y a 12 ou 15 ans. La monomanie homicide heureusement ne se montre que de loin en loin. La variolide, le rhumatisme musculaire, articulaire et quelquefois celui des viscères sont fréquens et souvent les muscles du thorax sont atteints de pleuro-dynies; les pyrexies intermittentes de divers types, les fièvres graves, les typhoïdes ou ataxo-adinamiques pernicieuses s'y montrent souvent, de même que les fièvres typhoïdes avec des broncho-pulmonaires concomitantes; les pleurésies, les pleuro-pneumonies, les pneumonies, les angines tonsillaires, laryngées, pharyngiennes ou des bronches accompagnées ou non d'éruptions, d'ophtalmies catarrhales avec ou sans disposition aux escarres de la muqueuse; les catarrhes pulmonaires, bronchiques aigus, la coqueluche opiniâtre de longue durée, rebelle aux médications; la grippe, avec point de côté, crachement de sang, dyspnée, toujours grave chez les vieillards; les otites, les oreillons, les diarrhées, la colo-rectite fréquemment meurtrière et affectant beaucoup de personnes dans chaque contrée; la cholérine, précédant presque toujours le choléra-morbus et la dyssenterie; la dyssenterie et le choléra-morbus regardés comme contagieux par la multitude, qui demande aux médecins un moyen de se préserver, quoique ces petites épidémies ne s'étendent jamais à toute la province et quoique la médecine ne connaisse rien pour empêcher ces affections de se répandre. Les rapports du monde physique avec le développement des affections morbides étant peu connus, les préservatifs les plus rationnels pour s'en garantir consistent plutôt à échapper aux influences qui peuvent les produire, aux causes d'insalubrité qui les entretiennent, à l'observation des règles de l'hygiène, qu'à tout autre prophylactique. Les gens des champs ne doivent travailler à la culture qu'après le lever du soleil; ils doivent cesser avant que cet astre ait quitté l'horizon; éviter les alternatives de froid et de chaud, d'humidité et de sécheresse, de se coucher par terre; tous doivent entretenir du feu constamment dans leurs logemens pour en chasser l'humidité; porter des vêtemens de laine et de flanelle sur la peau; n'user que d'alimens de bonne qualité, de boissons fermentées, de fruits bien mûrs ; avoir, tant sur eux que dans leurs appartemens, la plus grande propreté ; chaque individu, avant de sortir, peut prendre le matin, s'il le désire, un peu de liqueur spiritueuse pour soutenir l'énergie du moral et combattre l'inertie des tissus; mais jamais cette quantité ne doit être assez forte pour irriter l'estomac, affaiblir les forces en procurant l'ivresse. Que toutes les personnes qui redoutent ces maladies aient la précaution de se soustraire aux effluves des étangs, des mares, routoirs, fossés, des marais et terrains fangeux ; aux brouillards des prairies et surtout aux miasmes qui s'échappent des excrémens, des matières vomies, des sueurs, transpirations et sécrétions des dyssentériques, cholériques et typhoïques; miasmes qui, en pénétrant dans l'économie par la peau, les poumons, l'estomac, vont ensuite porter leur fatale influence sur le conduit digestif. Quand le mal est dans une maison, il faut y faire des fumigations guytonniènes, des aspersions de chlorures de chaux, y établir des courans d'air, faire mettre à l'écart, loin des endroits habités, les linges salis et toutes immondices. Ces différens moyens sont bien plus efficaces, tant pour détruire la maladie que pour la prévenir, que les phylactères, que les substances odoriférantes vantées tour-à-tour par chaque ville, chaque société, chaque famille, chaque individu, et auxquelles beaucoup de personnes ajoutent encore une confiance aveugle. Si le philosophe gémit de tant de crédulité, le médecin véritablement digne de ce nom doit redoubler de zèle et d'efforts pour faire connaître qu'on ne peut être à l'abri de la contagion, si elle existe, en les employant. En effet, depuis l'ail porté dans la poche, ou flairé en entrant dans les lieux infects, jusqu'au vinaigre des quatre-voleurs, combien le camphre, les fumées de tabac, d'encens, de baies de genièvre, de résine, de plantes aromatiques, ont eu de prôneurs ; cependant ces substances n'ont jamais justifié les éloges qui leur ont été donnés et n'ont réellement pour effet que d'empêcher l'odeur des miasmes d'être perçue ; il en est de même des vaporisations de parfums, d'eaux spiritueuses, des substances aromatiques, des incinérations dans les appartemens, qui n'ont d'autre avantage que de combattre l'humidité ; des feux allumés en plein air, auxquels on suppose la vertu de détruire les germes contagieux qu'on croit répandus dans l'atmosphère ; les cordons sanitaires, les lazarets, les quarantaines, ont seulement pour effet d'aggraver le mal des individus qui y sont confinés sans l'empêcher de se répandre au dehors. Malheureusement la médecine ne connaît encore rien qui mérite constamment le nom de préservatif, et même ce rêve de quelques hommes de bien ne semble point de nature à se réaliser. La voie la plus sûre de se dérober au mal, pour les personnes qui n'en sont point encore infectées, consiste à abandonner les endroits où la maladie exerce ses ravages et à se dépouiller des effets imprégnés de ses émanations. Ce moyen d'éviter l'influence des épidémies ou endémies n'est que pour les classes aisées, riches. Les artisans sont obligés de trouver la vie dans leur travail ; la masse de la population des campagnes tient aux lieux de sa naissance ; le cultivateur n'a de ressource que dans le sol qu'il a ensemencé ; l'ouvrier que dans le travail de son atelier ; la famille du manouvrier que dans son chef.

C'est aux magistrats chargés de l'hygiène administrative (la santé commune), c'est à l'autorité gardienne souveraine de la santé publique à prescrire les mesures de salubrité générale ; d'éclairer les populations ; de dissiper les croyances erronées ; de rassurer et de redresser l'opinion égarée ; de rappeler aux habitans des bourgs, villes, villages, hameaux que leur vie, leur santé, leurs intérêts de fortune, souvent grandement compromis par les maladies populaires, dépendent des précautions salutaires bien ordonnées qui, strictement observées, peuvent diminuer et faire cesser promptement les épidémies les plus funestes. Les épidémies passées ont de la tendance à reparaître les années subséquentes, en perdant chaque fois de leur intensité et en épargnant ordinairement les personnes primitivement atteintes.

Les maladies annuelles dominant dans chaque saison sont, au printemps, époque participant du froid de la fin de l'hiver et des premières chaleurs de l'été ; dans la première période, les catarrhales inflammatoires ; dans la seconde, les catarrhales bilieuses : les organes de la respiration et de la digestion en sont le principal siége.

Pendant l'été, l'ardeur du soleil fait que les affections bilieuses, muqueuses surpassent les autres ; les appareils gastro-hépatique et intestinal se trouvent particulièrement endommagés.

L'automne, saison chaude variable, voit naître des maladies catarrhales bilieuses, qui dégénèrent souvent en fièvres graves et prennent parfois les formes insidieuses, pernicieuses, typhoïques, et se terminent ordinairement de la manière la plus déplorable.

En hiver, le froid rigoureux fait prédominer les infirmités phlogistiques, les congestions cérébrales, les morts subites, les morts imprévues ; la fréquence des brouillards, des pluies, des neiges, de la grêle et des fortes tempêtes fait que les dérangemens de santé, les affections parenchymateuses vont de concert avec les affections catarrhales et les affections muqueuses, deux modes morbides identiques. Le système sanguin et plus encore le système muqueux de tout l'organisme se trouvent alors les plus compromis, sans pour cela que la mortalité en soit augmentée, telles sont les maladies saisonnières les plus fréquentes ; mais aucune affection ne reparaît à temps fixe.

La gale, la syphilis, la rage, la vaccine, le charbon, sont les affections contagieuses les plus communes et les moins douteuses sous le rapport de la transmissibilité ; la variole, la rougeole et la scarlatine sont encore placées dans cette catégorie ; mais ces dernières maladies cutanées se communiquent beaucoup plus souvent et même plus certainement par l'air chargé de leurs émanations contagieuses, et le véritable moyen de s'en préserver ne consiste pas seulement à empêcher le contact de la peau, mais à sequestrer les personnes infectées de la vie commune, et les quarantaines pourraient être vraiment applicables à ces trois affections.

Parmi les maladies sporadiques qui règnent dans la Mayenne et celles particulières à chaque industrie ou profession, les plus fréquentes sont toutes celles qui tiennent à la répercussion de la transpiration, surtout chez les ouvriers occupés à entretenir le feu en activité, soit pour les fours à chaux, à poteries, à tuiles, à briques, les pompes à feu, les mouleries, les fenderies, les affineries, les laminoirs et les petites et grosses forges : ces hommes, constamment en face de fourneaux ardens, vont sans précaution et presque nus en toute saison, à leurs logemens ou au cabaret, prendre des boissons froides pour calmer la soif brûlante qui les tourmente ; plusieurs forgerons sont affectés d'ophtalmies chroniques, de cataractes, d'iritis, d'amauroses, leurs yeux étant continuellement irrités par la lumière du fer incandescent, de la fonte en fusion, de la chaleur excessive et lumineuse des charbons ou bois en combustion. Ces ouvriers, comme les cultivateurs, sont attaqués souvent de pneumonies simples et doubles, de pleurésies, d'un et des deux côtés, des points antérieurs ou postérieurs des plèvres, de catarrhes, bronchiques, pulmonaires, et de rhumatismes articulaires ou des portions charnues; les hémorroïdes; les chutes de rectum et les hernies particulièrement sont nombreuses chez eux, parce qu'ils sont forcés à chaque instant de faire des efforts considérables pour lever de pesans fardeaux, ces infirmités toujours graves chez ceux qui négligent de les contenir à l'aide de bandages bien faits et le plus souvent fatales aux personnes qui omettent d'en porter de convenables à chaque espèce de descente. Ces malheureux sont communément encore incommodés par des varices des membres abdominaux, d'ulcères opiniâtres des jambes, étant toujours debout pour leur travail. Le lombago est habituel chez les mineurs et hommes occupés aux carrières de pierres, de marbre, de tourbes, d'ardoises, de marne, d'argile; forcés d'être courbés du matin au soir dans des fosses profondes, ordinairement étroites, sombres, humides, ces individus, pâles et blêmes, qui passent leur vie dans des souterrains, privés tout le jour, toute l'année, des rayons du soleil, sont presque toujours affectés de scorbut, souvent d'asthme essentiel ou symptomatique, de gonflement du foie, d'engorgement de la rate, de fièvres intermittentes, d'œdème des extrémités abdominales, d'hydropisie ascite et d'ulcères atoniques aux membres inférieurs : quelques-uns sont asphyxiés dans les puits par les gaz acide, carbonique, azote et hydrogène-carboné qui se dégagent spontanément de l'intérieur de la terre ou des minières de houille. Ces gaz s'amassent dans les galeries tortueuses, dans les descendries. Les mines de charbon mal conduites laissent échapper une vapeur assoupissante qui fait tomber de l'échelle les ouvriers. Ceux des perrières qui emploient la poudre à canon pour extraire plus facilement les blocs de pierre sont souvent victimes de leur incurie, négligence ou défaut de précaution ; presque tous se servent de baguettes en fer en place de celles de cuivre sans danger ; en chargeant leur mine il se dégage quelquefois, par le frottement, une étincelle de feu qui enflamme la poudre, l'explosion se fait, et, lorsque ces imprévoyans mineurs ne succombent pas sur-le-champ, ils sont constamment plus ou moins mutilés ; beaucoup chaque année perdent la vue. Les tisserands sont plus sujets que les autres ouvriers aux obstructions des viscères de l'abdomen, aux inflammations lentes de l'estomac, au squirre du pylore, qu'ils aggravent presque constamment en buvant de l'eau-de-vie (que les cabaretiers animent très-souvent au moyen de poivre, de poivre-long, de stramoine, d'ivraie, pour que cette liqueur ait une saveur plus âcre, plus pénétrante, plus brûlante, sophistiquerie toujours malfaisante), soit par goût, par habitude ou dans l'espérance de se guérir, erreur qui accélère leur perte et augmente leurs souffrances. Assis tout le jour, le tronc dans la même position et les extrémités continuellement en mouvement, agitées en sens contraire, l'estomac recevant à chaque moment une commotion violente par le retour subit du peigne de leur métier vers l'épigastre, ces pauvres gens travaillent tout le temps dans des caves sombres, sont pâles, bouffis, ont les gencives molles, les dents jaunes, longues, vacillantes et sont presque tout languissans dans leur vieillesse; s'il était possible d'opérer le tissage dans des chambres et greniers, il aurait moins d'inconvéniens. Celui à la mécanique sert mieux les avantages des fabricans et ceux de l'industrie du pays en retenant ce travail dans la localité, quoique le peuple pense à tort tout le contraire et regarde comme un mal l'emploi des machines.

Les piqueurs de pierres, les meuniers, les scieurs de marbre, les chaufourniers, les plâtriers, les plafonneurs, les scieurs de bois, les mouliers, les boulangers, les fileurs, les éplucheurs, les cardeurs de coton, de laine, de chanvre, de lin, les poupeliers, par la déplorable habitude de ne point se servir de masque, sont plus fréquemment attaqués de phthisie pulmonaire, d'affection du larynx, que les autres classes d'ouvriers. Ces personnes reçoivent la poussière ou les petites parties des substances qu'ils travaillent ; les voies respiratoires, toujours ouvertes, sont irritées par ces substances étrangères à l'air respirable et donnent naissance de bonne heure à la phthisie laryngée, à la phthisie catarrhale tuberculeuse, à l'asthme chronique et à la gêne plus ou moins forte de la fonction respiratoire, surtout dans les grandes manufactures où la dépravation, les écarts de régime ajoutent souvent leurs ravages à ceux de l'insalubrité des lieux de travail, où l'air est méphitique et toujours chargé de détritus nuisibles, manufactures où les sexes devraient être partagés et qui ne devraient avoir lieu que dans les villes et jamais dans les campagnes où elles transmettent la débauche, l'inconduite, sans y porter l'aisance et l'esprit de prévoyance.

Les peintres, les étameurs, les ferblantiers, les imprimeurs, les fondeurs de plomb, d'étain, de cuivre, de bronze, et enfin tous les artisans ou artistes qui travaillent ou manient les préparations de plomb pour les besoins des arts ou les agrémens de la vie sont cruellement atteints de coliques saturnines, de symptômes cérébraux, rachidiens, d'artralgies et de paralysies ou tremblemens des membres, accidens qui compromettent souvent et longtemps leur santé et la vie de ceux qui prennent avec excès des liqueurs alcoholiques, quoique ces différentes classes d'ouvriers puissent se mettre presque à l'abri de ces redoutables affections en évitant les écarts de régime et en ayant la prudence de se couvrir la bouche et les narines d'éponges mouillées pour empêcher les particules pulvérulentes de plomb de pénétrer dans les voies respiratoires et digestives, et en ayant l'attention de débarrasser ces éponges deux à trois fois le jour de la poussière toxique qu'elles recèlent. Malgré ces precautions, les travailleurs, les broyeurs feront bien, en sortant de l'atelier, de se brosser, de se laver les dents et la bouche avec du charbon pulvérisé et de l'eau, pour délivrer ces parties du sulfure de plomb qui se dépose si facilement à leur surface.

Jamais ils ne prendront leurs repas dans les pièces où les préparations sont déposées et sans se bien laver les mains ; les alimens mis en contact avec la souillure du plomb qui couvre l'épiderme pourraient porter des molécules du métal dans l'estomac et devenir poison ; ils ne se désaltéreront pas davantage avec des boissons restées dans le même local ; ils mâcheront du tabac tant qu'ils resteront au laboratoire ; dans les instans de repos ils feront des ablutions avec l'eau simple, eau seconde sur les portions des membres couverts de poussière adhérente ; ils prendront au moins toutes les semaines un bain tiède pour enlever de toute la surface du corps les parcelles du métal et en prévenir l'entrée dans l'économie par les pores de la peau, quoique ce passage ait lieu rarement et bien moins qu'on ne le dit que par les absorbans des muqueuses digestives, respiratoires et oculaires. Pendant tout leur travail ils s'envelopperont de la tête aux pieds d'une blouse en toile cirée qui restera à la manufacture ; ils se purgeront au moins tous les mois avec des purgatifs plus ou moins actifs, suivant que le ventre sera libre ou paresseux.

Les cidres, les poirés durs et la bière sont quelquefois adoucis à dessein par la litharge : ces boissons falsifiées sont très-nuisibles, produisent des paroxismes qui, parfois, ont fait craindre et croire au choléra spasmodique et plus souvent à la colique végétale produite par l'usage des gros cidres, qui diffère cependant de la colique de plomb en ce que le ventre, au lieu d'être retiré, est tendu et balonné; les vases mal ou trop anciennement étamés; les saloirs en plomb dont se servent les charcutiers pour conserver le lard frais; les appartemens récemment peints et habités trop promptement, et surtout occupés comme chambre à coucher; l'usage qu'on fait dans le commerce des feuilles de plomb pour coiffer les bouteilles renfermant certains liquides; celles mises pour envelopper diverses substances, comme le chocolat, le thé, le tabac, afin d'empêcher l'air de les pénétrer, et par suite de nuire à leur vente, peuvent produire les mêmes dangers, l'humidité de l'atmosphère pouvant incorporer quelques particules, quelques sels de plomb dans ces matières et incommoder; les lames de zinc n'ont pas de pareils inconvéniens; les dragées teintes avec la céruse, le minium, le jaune de chrôme ont déterminé la mort de jeunes enfans: celles colorées de substances végétales sont sans danger; les bonbons composés seulement de sucre et d'arome sont les meilleurs et de bien préférables aux autres. M. Tanquerel des Planches, jeune médecin de la Mayenne, praticien déjà distingué de la capitale, à avenir large, a fait connaître complètement les divers accidens produits par les différentes préparations de plomb dans son excellent traité des maladies saturnines.

Les potiers de terre, les maçons, les chaufourniers, les faïenciers, les tuiliers, les briquetiers, les piqueurs et tireurs de pierres, les charretiers, les terrassiers, enfin tous les ouvriers employés aux différentes carrières ou minières sont atteints, aux mains, d'ecthyéma et plus fréquemment que les autres hommes de journée affligés d'ulcères chancreux de la peau à la lèvre inférieure, à la face, affection cancéreuse, très-commune dans le département chez ceux qui manient des substances malpropres, irritantes, qui serait prévenue par plus de propreté, par plus de précaution, toujours ou presque toujours détruite avec certitude par les caustiques convenables (de Rousselot) et qui devient presque constamment irremédiable par les applications imprudentes et impuissantes opérées par des individus de la contrée, sans instruction, sans moralité et abrutis par l'usage immodéré de liqueurs alcoholiques.

Les femmes de la Mayenne sont plus attaquées qu'ailleurs de scorbut; leurs dents se gâtent de bonne heure; le froid et plus encore l'humidité du pays leur occasionnent souvent des fluxions répétées sur toutes les parties de la tête; les névralgies faciales y sont fréquentes, toujours très-douloureuses et très-opiniâtres aux remèdes anciens ou récens; pour les combattre, la section des nerfs présumés malades ne réussit même pas toujours à en arrêter les tourmens. L'érysipèle de la figure souvent empiré par les lotions, ablutions ou applications excitantes, irritantes, chaudes ou froides les attaque aussi; l'érysipèle phlegmoneux des membres s'y voit chez elles comme chez les hommes et fait souvent victimes les personnes qui en sont atteintes, les malades ne faisant point connaître assez tôt leur mal pour qu'une irritation énergique au centre en arrête les progrès, ou répugnant aux incisions utiles, ou parce que les chirurgiens sont parfois trop timides pour les grands débridemens à faire. Le goître ne grossit que rarement le cou des jeunes filles et de leurs mères; la leucorrhée ne tourmente les femmes que de loin en loin ; les fièvres intermittentes en affligent beaucoup au printemps et à la fin de l'automne ; elles ne sont ni meurtrières ni de longue durée. La gangrène sénile en attaque peu ; plusieurs vieillards en meurent. Les luxations spontanées, les affections rachitiques, les tumeurs blanches du genou, des articulations tibiotarsiennes, des poignets, du coude, quoique fréquentes et dangereuses après la puberté; les vermineuses, les ascarides vermiculaires du rectum s'y voient encore moins que la situation du département ne semble l'indiquer : il est probable que les eaux ferrugineuses dont se servent tous les habitans pour l'économie domestique combattent, par leurs propriétés toniques, la mollesse des différens tissus ; les ascarides vermiculaires, chez les enfans comme chez les grandes personnes, ont leur siége dans le rectum ; là ils sont fort incommodes et ne cèdent que difficilement aux médications indiquées pour les détruire ; quelquefois ils résistent aux lits de feuilles de fougère, aux lotions et injections froides, aux macérations et décoctions d'écorce de racine de grenadier, aux solutions de suie, de sulfure de potasse, aux onctions mercurielles. L'opiniâtreté de ces petits zoophites fait assez souvent le désespoir des malades qui en sont tourmentés et des médecins appelés pour les débarrasser d'une affection qui mine le physique et le moral. Les calculs vésicaux, reinaux et biliaires affectent peu d'individus et la pierre y attaque bien moins de gens que dans Maine et Loire et la Sarthe, départemens contigus; la gravelle et les gros calculs de vessie sont encore plus rares dans l'arrondissement de Mayenne que dans les autres parties de la Mayenne. La syphilis n'est traitée dans aucun hôpital, quoiqu'il existe plusieurs maisons de prostitution tolérées. Des moralistes peu judicieux, des casuistes trop sévères se sont élevés contre les tentatives faites dans ce but et ont prétendu que c'était donner l'impunité au vice, et par conséquent l'encourager: de pareils motifs doivent être sans valeur aux yeux d'administrateurs éclairés; des personnes pénétrées du véritable esprit de la religion chrétienne, des enfans peuvent devenir victimes du libertinage de leurs pères et mères; des nourrices sont infectées par des nourrissons auxquels elles donnent le sein, et tous se trouver punis des fautes qu'ils n'ont point commises. D'ailleurs la souffrance, le malheur et le repentir ne doivent-ils pas faire taire toute autre considération? La syphilomanie est bien plus commune que la maladie même; considérablement de personnes sont attaquées de cette manie de se croire malades ; beaucoup sont tourmentées de cette idée et dupes de leur pusillanimité ; quelques-unes victimes de leur aveugle confiance dans les donneurs d'anti-syphilitiques, qui administrent inconsidérément des mercuriaux sous des noms déguisés, qui détériorent la constitution, altèrent la santé et qui sont plus fâcheux que l'affection vénérienne, qui, traitée par des médecins habiles et honnêtes, n'a point les suites et la gravité qu'on lui suppose dans le monde : l'hygiène philosophique combat une telle illusion.

Les teignes, la gale, les dartres, les prurigos, les croûtes de lait et toutes les autres dermatoses ne sont pas plus communes que dans les départemens circonvoisins ; elles semblent même diminuer depuis que les bains publics se sont multipliés dans les villes et que les diverses classes du peuple sentent chaque jour l'avantage de cette hygiène de la peau. Des bains externes établis dans les hôpitaux et donnés aux indigens, sur l'ordonnance des médecins, seraient très-favorables à la santé et à la propreté des misérables qui ne peuvent en user. Ces maladies cutanées ne sont traitées séparément dans aucun hôpital ; souvent l'admission des malades est refusée et ils se font soigner empiriquement chez eux ; ce qui fait que la médecine rationnelle est peu employée pour le traitement de ces affections, toujours longues à se passer et bien souvent dangereuses à faire disparaître brusquement. Les fractures, les luxations, les entorses sont rarement traitées méthodiquement, même dans la classe aisée de la population des campagnes, quoique des officiers de santé instruits et habiles se trouvent maintenant dans chaque canton. Des rebouteurs, des hommes traitant banalement les bestiaux, se sont emparés de cette branche de la chirurgie et jouissent dans la Mayenne d'une confiance qui ordinairement l'emporte sur celle qu'inspirent les chirurgiens les plus famés des villes et des campagnes. Cependant, depuis que plusieurs ont été poursuivis et condamnés d'après le dernier rapport du jury médical, les charlatans de carrefours sont plus timides dans certaines localités; mais les jugeurs d'eau des différentes contrées sont toujours aussi éhontés, aussi imperturbables; les distributeurs d'arcanes, au sortir des offices, aussi nombreux, aussi impudens sur leurs traiteaux pour en imposer aux maires des communes qui, pour la plupart, ignorent que la loi interdit à tout individu, quel qu'il soit, ce commerce illicite; les appliqueurs de caustiques, aussi imprudens et aussi téméraires; les apothicaires drogueurs, dépositaires de remèdes vantés par l'ignorance, le charlatanisme et la cupidité, prétendus possesseurs de spécifiques pour les affections syphilitiques, d'injections et d'opiats pour les écoulemens rebelles, sources des nombreuses retentions et d'incontinences d'urine; de médicamens infaillibles pour les maladies incurables; donneurs de vomitifs violens, de purgatifs redoutables, de potions mystérieuses, déménagogues dangereux à tous venans, pharmacopoles, médicomanes, que la législation condamne, que la morale réprouve, que l'impunité enhardit, continuent d'humilier l'honneur de leur art, d'entacher leur diplôme, de violer leur serment et d'oublier que la probité de profession doit être aussi sévère que la probité même ; exaction qui doit être signalée, réprimée et refrénée dans l'intérêt des mœurs, de la santé et de l'hygiène préventive.

Il se pratique bien rarement dans le département de grandes opérations chirurgicales préméditées; peu d'hommes s'occupent spécialement de cette partie. L'habitude qu'ont les chirurgiens de traiter les maladies internes, et quelques médecins de se livrer à la pratique des accouchemens, des opérations chirurgicales les plus ordinaires, l'usage des uns et des autres de visiter les malades des villes et des campagnes, fait que le temps et les occasions leur manquent, qu'ils ne s'exercent point assez aux dissections que leurs mains n'ont point l'habitude et l'habileté nécessaires pour les opérations difficiles, et que beaucoup ignorent les procédés nouveaux, les progrès récens de l'art, et que tous, à quelques exceptions près, n'ont ni la dextérité ni le savoir qu'il faut posséder pour réussir.

Les exomphales de l'enfance, des adultes, les descentes guérissables, sans danger dans le principe, deviennent des infirmités graves par l'insouciance ou l'ignorance des parens ou personnes qui en sont atteintes ; les hernies étranglées sont souvent mortelles, parce qu'elles sont trop long-temps abandonnées à la nature et bien rarement opérées en moment opportun, les malades se décidant trop tard, espérant une réduction qui n'arrive presque jamais.

Les ophtalmies des nouveaux nés, presque toujours suivies de la perte de la vue attribuée à la cécité de naissance, si rare, ophtalmies qui, malgré leur gravité, cèdent cependant fréquemment à la cautérisation prompte, hardie et répétée de nitrate d'argent faite dès l'origine du mal, sont encore augmentées par l'exigence de la loi qui veut que l'enfant soit présenté dans les trois jours à l'officier de l'état civil. L'hygiène de l'enfance réclame des modifications sous ce rapport, de même que les inhumations demandent pour la sécurité des familles et la sûreté des personnes des précautions plus grandes et moins de précipitation à couvrir la figure des agonisans et à mettre les corps en bière.

Les maladies qui attaquent les bestiaux y sont nombreuses, quoiqu'elles dussent l'être encore davantage d'après l'usage pernicieux qu'on a généralement de les entasser dans des étables malpropres, étroites, de planchers bas, sans croisées pour que la lumière y pénètre, entièrement fermées, sans que nulle part on ait l'attention de renouveler et de purifier l'air, et les litières toujours rares, fangeuses, et enfin l'habitude de les sortir inconsidérément pour les mener boire ou les mettre dans les pâturages, ce qui doit nécessairement, en arrêtant subivement ou supprimant la transpiration, altérer la santé des animaux ; tout doit contribuer à engendrer des maladies que l'hygiène préviendrait, mais l'ignorance, l'ineptie des empiriques demandés de préférence aux vétérinaires, aux hippiatres, rendent souvent mortelles des affections guérissables ; ainsi se développent, se propagent, se répandent des épizooties qui, rarement, malgré cela, comme les épidémies, deviennent générales, et qui seraient bien moins fréquentes si on faisait des fumigations chlorurées dans les bergeries chaque fois qu'elles exhalent des odeurs méphitiques.

Les altérations les plus fréquentes sont les avortemens des vaches et des génisses attribués par stupidité au sort jeté ; les plus dangereuses sont le typhus charbonneux, contagieux à un haut degré, qui se propage par l'inoculation et le contact à l'homme et à tous les animaux, infection qui se transmet dans des lieux fermés et malsains, mais jamais au grand air. Le typhus contagieux des bêtes à grosses cornes ; les affections caractérisées par l'apparition de tumeurs gangreneuses spontanées ou provoquées par les sétons trop souvent employés par les empiriques, de même que les vésicatoires le sont à tort et à travers par les médicastres ; celles qui se manifestent par un état séreux du sang, par des hémorragies actives ou passives de diverses surfaces ; celles qui revêtent les congestions, les inflammations, les vices de secrétions, comme les pneumonies ou fluxions de poitrine, les pleurésies simples ou doubles avec épanchemens, et offrant ou des traits de pourriture ou des symptômes de fièvre putride ; les entérites ou les phlogoses d'entrailles ; les *météorisations ou empansemens* dus aux herbes fraîches et à la formation presque instantanée d'une grande quantité de différens gaz (de l'acide sulphydrique) pour les mammifères ruminans, que quatre grammes d'ammoniaque donnés dans deux décagrammes d'eau font disparaître peu à peu. Les ruminans solipèdes sont sujets aux tranchées, à la pousse, aux ophtalmies passagères et intermittentes, à la perte de la vue constante ou momentanée, connue sous le nom d'affection lunatique ou fluxion périodique des yeux, à la fourbure; à la morve et à la gale qui se communiquent probablement à l'homme, et à la phthisie tuberculeuse. Les maladies du foie, avec ou sans hydatides, font périr chaque année un grand nombre de moutons qui paissent habituellement dans les marécages; la clavelée et une affliction des pieds font un tort considérable. Les affections pathologiques du conduit alimentaire et des organes de la respiration font crever beaucoup de gallinacées; plusieurs de ces polygames peuplent les basse-cours. La perte des alectrides est souvent un objet important pour les fermiers du pays qui spéculent ordinairement sur le prix des volailles.

La rage pour l'espèce canine, soit qu'elle se montre spontanément, soit qu'elle soit produite par la morsure de carnassiers qui transmettent cette cruelle maladie à l'homme ou aux animaux, occasionne chaque année dans la Mayenne bien des pertes de bestiaux et des regrets de parenté. La cautérisation avec le fer rouge, faite immédiatement après le débridement préalable toujours indispensable pour neutraliser, atteindre et détruire en entier et sur-le-champ le virus et le tissu sur lequel il a été déposé, le seul remède prophylactique rationnel que la médecine connaisse, n'est presque jamais employée à temps. On voit encore avec peine, dans ce triste événement comme dans la plupart des autres, que l'empire des ignorans, des donneurs de breuvages, des conseilleurs d'omelettes, est très-grand sur l'habitant simple et crédule des campagnes. L'homme instruit, le médecin honnête n'est jamais appelé que le dernier : il ne l'est même le plus souvent que lorsque les premiers symptômes d'hydrophobie s'annoncent, que le danger est pressant, éminent, qu'il attire les regards, qu'il fixe l'attention de l'autorité, et qu'il exige le concours ou du ministère public ou de l'administration.

LEMERCIER.

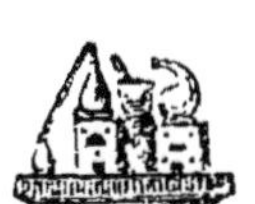

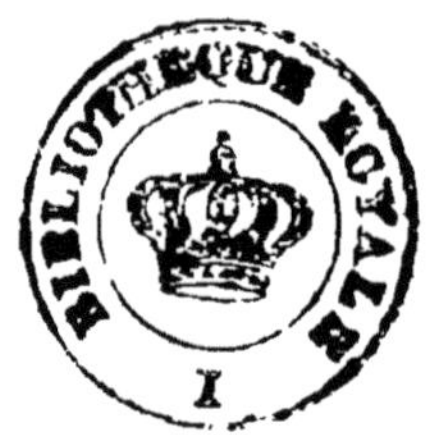
BIBLIOTHEQUE ROYALE
I

www.ingramcontent.com/pod-product-compliance
Ingram Content Group UK Ltd.
Pitfield, Milton Keynes, MK11 3LW, UK
UKHW021057270726
13967UKWH00012B/1971